医境、医镜、医景

——施维群五十年医学辛路

施维群 著

科学出版社

北京

内 容 简 介

本书书名为《医境、医镜、医景——施维群五十年医学辛路》，其中医境，即学医从医的环境；医镜，即从医过程中老师、同学、同事及经验教训犹如一面镜子时时自省；医景，即传承薪火，创新发展，前景无限。本书为作者从医 50 周年的真实写照。"我医疗临床生涯的 50 年"篇中，结合对"肝之路"的探索，肝硬化及肝纤维化诊治的理论与实践、慢性乙型肝炎的阴阳平衡调补法、疏肝为要的通络法与肝肿瘤治疗、以肝为中心的代谢性疾病中医瘀证说、中医升降理论辛开苦降法的探幽、温疫论施治在当代感染性疾病中的应用等，既有理论基础，又有实战经验，与后人分享。在"我医学教学生涯的 40 年"篇中，作者深情回顾自己老师的教学以临证经验为基础的创新实践、探索研究生和师承导师的异同之处、思索当代中西医结合教育及适应医学模式转变的课程设置等，大有将自身成长经历回馈于未来中医教育中的决心。"后生们伴我前行医景无限"篇，是学生们分享自己与老师的结缘及临床体验。希冀对初学中医人员及中医爱好者有所帮助！

图书在版编目(CIP)数据

医境、医镜、医景：施维群五十年医学辛路 / 施维群著. — 北京：科学出版社，2023.10
ISBN 978-7-03-076404-1

Ⅰ.①医… Ⅱ.①施… Ⅲ.①肝病(中医)-中医临床-经验-中国-现代 Ⅳ.①R256.4

中国国家版本馆 CIP 数据核字(2023)第 178269 号

责任编辑：陆纯燕/责任校对：谭宏宇
责任印制：黄晓鸣/封面设计：殷 靓

科学出版社 出版

北京东黄城根北街 16 号
邮政编码：100717
http://www.sciencep.com

南京文脉图文设计制作有限公司排版
上海景条印刷有限公司印刷
科学出版社发行 各地新华书店经销

*

2023 年 10 月第 一 版　　开本：787×1092 1/16
2023 年 10 月第一次印刷　　印张：9 1/2
字数：204 000

定价：80.00 元
(如有印装质量问题，我社负责调换)

出版说明

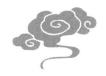

　　关于50周年行医,虽然有许多的酸甜苦辣,更有不少辛路历程。书名中的"医境、医镜、医景"正是一生从医的真实写照。医境,即学医从医的环境;医镜,即从医过程中老师、同学、同事及经验教训犹如一面镜子时时自省;医景,即传承薪火,创新发展,前景无限。以此作为对己行医50周年的评价。

徐经世国医大师序

  闻施维群教授携诸弟子编著《医境、医镜、医景——施维群五十年医学辛路》一书,甚感欣慰。大圣神农氏悯黎民之多疾,遂尝百草以疗;南阳仲景目睹族人多患伤寒,死亡百余,乃勤求古训,博采众方。曾得知,施维群教授儿时患肺疾,得中药施治,化解病痛,便从此立志,方药本草不可不学。转瞬间,施维群教授杏林悬壶五十余载,德艺高乘,桃李青蓝,令人称赞。

  施维群教授的医学之路,得戴季馀先生教诲,受俞尚德先生真传,博览群书,精究方术,专注医药,中西结合,涉猎内科杂病,尤擅肝病之疗。较早提出"三焦理论"治黄疸,"补益化瘀"抗肝纤维化,"经气理论"指导慢病外治,"通络八法"治疗肝肿瘤,中西医结合分段诊治妊娠肝病,以肝为中心诊治脂肪肝等代谢性疾病的思路,都充分体现其慢性肝病中医诊疗的核心学术思想和理论创新。

  施维群教授精力充沛、雷厉风行,不追荣逐势、不惟名图利,初心不改、勤耕杏林。他常告诫弟子,人禀五常,以有五藏,经络府俞,阴阳会通,玄冥幽微,变化深妙,唯有工于文,精于医,不断临床应验,方可救疾百姓。

  施维群教授率诸后学同道所撰是书,学有所得,所著所论,言精而奥,法简而详,博闻多识,心悟融会,内容有传承、有创新,临诊遵循辨证精髓,施治理法方药详尽,明乎法度,紧贴病症,可谓授人以渔之读物,吾序以荐之,以飨读者。

徐经世

2023 年 6 月

葛琳仪国医大师序

　　数十年前，施维群教授就是一位对中医事业孜孜以求，但在业内还是一位名不见经传的青年中医骨干。记得有一次他前来我办公室拜访的时候，聊了事业、聊了未来。我还和他说，来读我的研究生。由于那时他正处于工作、家庭最忙碌的时候而未能读成。光阴似箭，日月如梭，一转眼，当年的青年中医才俊现在已经是悬壶五十载、桃李遍天下的省级名中医了。

　　一位中医人，在他自己从医五十年的时候，对走过的职业之路做一个回顾总结，诚属必要。这本由施维群教授自己撰写从业经验、他的学生一起分享跟师所得的书，反映了他们杏林之路的三个特点：一是中西医结合。施维群教授从中医学徒出身，却在综合性医院工作，借助于有利的工作环境学习了大量的西医知识、临床操作经验。在此后的从医之路上，施维群教授"固守中医为主、学习西医为辅"的特点一直体现在他的诊疗理念和思路当中。二是全科中医。施维群教授五十年从医之路广泛涉猎内科杂病，所提"三焦理论"治黄疸、"补益化瘀"抗肝纤维化、"经气理论"指导慢病外治、"通络八法"治疗肝肿瘤、中西医结合分段诊治妊娠肝病等，多有独到创新之处，疗效显著。三是临证、教学、科研三结合。医者仁心，教书育人，施维群教授模范行医、带教各层次学生、努力建设浙江省乃至全国的名老中医药专家传承工作室，以公众号、抖音等自媒体平台为载体，辗转各地为传承中医传统文化和科学普及中医知识积极努力工作。

　　中华传统医学，是中华民族优秀传统文化的重要组成部分，是中国最重要的文化标志之一。在推进中国式现代化的过程中，中华传统医学需要一代代像施维群教授这样守正创新、身体力行的中坚力量。读施维群教授的这本书，对于各位同道及广大后学者入岐黄杏林之门、行悬壶济世之路大有裨益，是为序。

2023 年 6 月

自　序

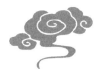

　　借道杭城紫阳山麓,弱冠岐黄入门,至今已五十载。矢志之途,曲折崎岖,悬壶济世,初心未改,医生、教师一肩双挑。承蒙恩师、众师及同窗学友们的传道、解惑、提携、指教、激励和陪伴,方得从 1972 年的孝女路 1 号(当时杭州市卫生局中医班班址)出发,行至今日。回首医道历程,耕耘杏林,兢兢业业,自诩大中医,尤专肝胆病,奋力拼搏,颇有所悟,仍怀着学无止境之心,肩负传承薪火,志在创新之途。不曾想过,当吾白发苍苍、垂暮老矣、追忆人生,何以为己之荣光? 唯有因受己影响、被己改变之人事而引以为豪。吾将继续秉持"吾生也有涯,而知也无涯"的信念,感恩路途中的所有人。至此,也将赠每一位学生的寄语"崇医理医德立本,以医技医术行善"作为对己从医五十年的概括和总结。行医之道,慈悲为怀,医德为本,医术精湛,方能造福于民,吾将砥砺前行!

施维群

2022 年 11 月

目录

出版说明

徐经世国医大师序

葛琳仪国医大师序

自序

———————◇ 我医疗临床生涯的50年 ◇———————

一、肝纤维化、肝硬化内外治的理论与实践探索 005
   1. 祛瘀生新，巧用活血药 006
   2. 调整阴阳，活用滋养药 006
   3. 内外同治中的特色外治法 006

二、选择的肝之路 010
   1. 中西医有共同的理念 010
   2. "和"的思想 010
   3. 从中西医两个截然不同的医疗体系来认识肝病 010
   4. 治病求本从大道理讲 012
   5. 病案举例 012
   6. 柴胡类方及其临床应用 015

三、温阳利水与育阴利水的平衡治疗 018
   1. 治标当辨气血水之偏重 018
   2. 治本当辨脏腑阴阳以利水 019
   3. 分阶段而治，中病即止 021
   4. 药食并举，调摄生活 021

四、慢性乙型肝炎的阴阳平衡调补法体验 022
   1. 补脾肾以滋元阴元阳 023
   2. 祛邪毒以和阴阳 023
   3. 调肝肺之气机以和阴阳 024

五、疏肝为要的通络法与肝肿瘤治疗 027
   1. 疏肝理气通络法 028
   2. 活血化瘀通络法 029
   3. 益气养血通络法 029
   4. 健脾利水通络法 029
   5. 清热解毒通络法 029
   6. 化痰散结通络法 029

    7. 养阴生津通络法   030

    8. 温肾助阳通络法   030

六、以肝为中心的代谢性疾病中医瘀证说   031

    1. 活血通络方和活血通络药   032

    2. 健脾化痰方和健脾化痰中药   033

七、抗病毒治疗后肝硬化、肝癌进展期的中医药应对   034

八、升降理论与辛开苦降法的探幽   037

    1. 肝与肺为升降之外轮   037

    2. 脾胃为升降之轴   037

    3. 心肾为气机升降之本   037

    4. 医案举例   039

九、温疫论施治法的实践与思考   041

    1. 对温疫的初步认识   041

    2. 明清时期的温疫理论充实温病理论大成   041

    3. 膜原病位论决定了瘟疫初期诊治的意义   042

    4. 新冠疫情肆虐之下杨栗山的温疫十五方之首方探解   044

十、顺势气机升降，临证升降散之功   046

    1. 升降散来源及方义   046

    2. 临床应用   046

十一、海派医学对浙派中医发展的影响   049

    1. 海派医学形成   049

    2. 海派与浙派   050

    3. 浙派医学   053

    4. 传承创新中我们团队向海派、浙派等大家的学习过程   054

    5. 中医外治法的继承与创新   055

十二、我在教坛和医坛的 N 个第一次   056

———————— ◇ 我医学教学生涯的 40 年 ◇ ————————

一、了解《黄帝内经》的入门之作《内经知要》   062

二、传道授业，忆师诊治经验的传承再悟   065

    1. 俞老的黄疸阴黄、阳黄考辨   065

    2. 从俞老救治重型肝炎到我以活血通络治疗络病   066

    3. 俞老对胆道系统疾病的异病同治理论   067

　　4. 俞老对芍药甘草汤的临床应用 068

　　5. 俞老应用中药制剂治疗重型肝炎 069

三、导师的范,学生的伴 072

　　1. 导师和学生的关系 072

　　2. 我的医生教育教学生涯 072

　　3. 师承导师和研究生导师 073

　　4. 师承六坚持 074

　　5. 导师的范 074

　　6. "范"与"伴"间的"五个心"桥梁 075

　　7. 师生情谊与教学相长 077

　　8. 因材施教,实践先导 077

　　9. 作为导师,我的座右铭 078

　　10. 世界卫生组织新观点 078

四、催生中西医结合教育体系刻不容缓 079

　　1. 教育机构的设置 079

　　2. 课目选择和教材 080

　　3. 生源与去向 080

五、适应医学模式转变之课程体系初探 082

六、从海南的膏方看施维群教授的中医情怀——施维群名中医工作室海南分站纪实录 085

　　1. 推动海南膏方事业发展壮大 085

　　2. 推动医院成立外聘专家委员会 085

　　3. 推动重点专科肝病科医教研的全面发展 086

───────── ◈ 后生们伴我前行医景无限 ◈ ─────────

一、与施老师相识的 15 年,如同一个"三个五年规划" 090

二、贵人施细雨　润物馨无声——向施维群教授从业 50 周年敬礼 094

　　1. 老当益壮,激励后生 094

　　2. 事业、生活精彩纷呈 094

三、十七载师徒情 096

四、幸遇恩师,如沐春风 098

　　1. 恩师劝学启示 098

　　2. 恩师语录,我的感悟 099

五、我与施老师的缘分 102

六、从师学习,重症中的"阳明阖"理论运用 105

七、施老师辨治慢性肝病所致焦虑抑郁经验 110

    1. 肝郁脾虚证 110

    2. 肝郁气滞证 111

    3. 心神失养证 111

    4. 心脾两虚证 111

    5. 经典医案 111

八、施老师从肺、肾、三焦论肺胀的实践 114

    1. 对慢性阻塞性肺病的认识 114

    2. 金水相生、肺肾同治 114

    3. 从少阳三焦治痰 115

    4. 施老师验案举隅 115

九、施老师诊治胃痞病如是说 117

    1. 肝脾同治,以肝为本 117

    2. 师古不泥,巧用经方 118

    3. 中西结合,心理干预 119

    4. 经典病案 119

十、我对施老师从脾论治乙型肝炎肝硬化用药经验的体会 121

十一、施老师以中药外敷治疗 ICU 皮肤疮疡 124

十二、施老师从"气机升降"论治皮肤病举隅 129

    1. 痤疮 129

    2. 多发性脂肪瘤 130

    3. 慢性荨麻疹 130

十三、机缘巧合下我的幸运 132

十四、勇敢的开始,或许不小心会实现梦想 134

十五、良师益友即如此 138

参考文献 140

我医疗临床生涯的 50 年

1972 年 11 月 25 日，我跨入了杭州市卫生局（现杭州市中医院）的大门，成了一名中医学徒，而后开启了两年的中医培训班之路。此时，结缘杭州市广兴中医院（现杭州市中医院）诸位老师，在学习中医的基础上，边上课边跟师临证，为打好中医基础丰羽插翅。令我印象颇深的是杨少山、何子淮、盛循卿、唐福安、陈少春、邬诗英、章煜铭、赵葆卿等前辈，他们既是我们的授课老师，又是我临证抄方的跟诊老师。在他们身边，患者多、病种多，我的心得也颇多，这些内、外、妇、儿、伤科的大家使我感叹："原来中医是那么的神奇！"

回到杭州市第四医院以后，带教我的老师是戴季馀先生。他为人老实忠厚，真心对我们学生如自己的子女。另外，俞尚德先生当时虽不是我的直接老师，但他对我们学生的要求严格、标准高；他既是科主任，又是德高望重的中医老专家，对我的影响甚大。

还有裴芳老师、张德鑫老师、韩先达师兄，均对我有临证带教。他们严肃认真，和蔼可亲，关心体贴，令我终生难忘。

学徒于两年后满师，我的从医生涯从此开启了一个"非常时期"。门诊患者量多，医生人手紧张，我随即成了一位一边门诊、一边跟师抄方的"半落子"医生。这对于一个初出茅庐的人来讲，着实是一个考验。记得我最多的一天门诊量达 75 人次，这对于当时需手工书写病历和处方来说，非常不容易，但是老师们对我的要求，仍然是理法方药的书写规范和工整的字迹。俞尚德先生曾经批评我说，病历和处方是给别人看的，不是给你自己的。除门诊之外，我还跟随会诊、安排听课、书写读书笔记和跟师心得，一个都不落下，并逐个消化。

记得有一天，科室安排我进入中医肝病病房，当时的值班制度是医护统值（因"文革"时期，医护人员极度缺乏，且原有的医院规章制度都被废除了），所以无论医生或护士值班，打针、输液、吸氧、止血、插三腔二囊管、抢救，甚至尸体护理都得自己处理。我虽然接受了这个任务，但心里忐忑不安，极度害怕，俞尚德先生和韩先达师兄竟然提出陪伴我值班到 12 点以后再回家，这些人文关怀同样令我记忆犹新。

在跟随俞尚德先生的过程中，他的钻研精神、锲而不舍的学习态度、手把手传授中西医诊疗技术堪称大家。虽然他创建了全省第一个中医肝病病区，但在救治患者方面还是请了不少的肝病大家，如潘澄濂院长、周朗生主任及宁波的杨国栋研究员前来会诊支招。例如，以改善微循环为目的的东莨菪碱、山莨菪碱在重症肝病中的临床研究和应用，并扩展应用到完整自身免疫性肝炎的治疗。俞尚德先生说这是以中医活血化瘀理论为指导运用西药的典型的中西医结合案例。

中西医结合对于中医科班出身的俞尚德先生来说是反复验证，而后娴熟应用的诊疗手段。他曾在一次授课过程中讲到胃溃疡的治疗，他提问到中医药治疗溃疡病的效果好吗？这一病例是治愈了吗？我回答："疗效不错，确实是治愈了。"俞尚德先生说："治愈的标准从何而来？"我回答："胃痛消除，不再反酸，潜血阴性，胃纳恢复……"但俞尚德先生认为，没有经过 X 线钡餐检查确诊胃壁龛影消失就不能认为是痊愈了。

俞尚德先生为救治重型肝炎所开发的别直参口服液、参三七口服液、七叶一枝花口服液等均按照中西医结合的思路经反复临床验证而投入使用。

俞尚德先生运用芍药甘草汤治疗胃食管肝胆疾病炉火纯青。在我的记忆中，有三十余次的门诊授课和病例讨论，这为我在肝病、胃肠病甚至支气管哮喘等疾病方面的治疗奠定了良好的基础，收到了很好的临床疗效。

我女儿自幼患支气管哮喘，她 8 岁那年，俞尚德先生亲自开出药方，并亲自抓药碾成粉末，由师母亲手缝制了一件药物棉背心，当年三伏天穿上以后，次年哮喘就没有再发。如此贴心的治疗是俞尚德先生对每一位患者的态度。此后，哪怕是他退休多年以后，每年不忘的问候语是，"小家伙怎么样了，哮喘还发作吗？"这的确让我感激不尽。

记得有一年，俞尚德先生在病榻上，体温 38.9℃，却还在床头用红笔在《景岳全书》《诸病源候论》《中华消化病杂志》《内科学》上圈圈画画，标注心得。我见状劝老师注意休息，别再看书了。他笑着说，看书就不会觉得头疼脑热了。此时，他还问了我一个多年都未能明白的一个问题，"你说辨证论治是什么年代开始的？《伤寒论》上仲景有明确的论述吗？"这个问题我也思考了几十年，一直想弄清楚。

关于胃和胆道出血的问题，俞尚德先生有一张柿霜止血的单方，效果非常灵验。当时在"文革"期间，我被打成了"牛鬼蛇神"，在医院边做清洁工，边"改造思想"，有一位"造反派"头头患胆道大出血，手术后再次出血，我开具了蒿芩清胆汤加入 30 g 的柿霜，次日凌晨明显见效。但随着年代的推移，使得柿霜难以采获，这也是老先生纠结的原因。还有柿霜与皮硝外敷治疗急性乳腺炎，效果奇特，但药物难寻。在肝病病区，肝性脑病患者经治后苏醒，其医护管理是十分重要的。患者会因为饮食不当、护理不周、大便秘结等再次出现反复，俞尚德先生亲力亲为，除指导医护人员的施护以外，还在患者的床头，嘘寒问暖，找陪护家属，反复沟通。记得有一次晚上 10 点半，当时我值夜班，他亲自到食堂取来米汤，一口一口地喂饲患者。次日，早晨交班，他又告诫大家，此时米汤的作用是顾护胃气，防止病情反复。

20 世纪 70 年代末，妊娠肝病患者较多，其诊治遇到了窘境，传染病医院没有妇产科，综合性医院多数没有设置传染科，患者求治无门，反复辗转，病情加重的情况时有出现，当时俞尚德先生见状多次向行政部门请缨，妊娠肝病病房必须开设，为了患者，为了孕妇，为了胎儿、新生儿的数条生命，我们必须承担风险，积极专科救治。俞尚德先生的夙愿终于在 20 世纪 90 年代中期得以实现。在与妇产科协同救治妊娠肝病的过程中，我也开阔了眼界，提高了救治医术，为后来妊娠肝病的会诊、规范的制定、专题讲座和培训等打下了良好的基础。

在跟随戴余餘先生会诊的过程中有两个特别刻骨铭心的病例。病例一：一位血液病高热患者，女孩，16 岁，住内科病房，会诊时体温高达 39.9℃，望闻问切后，戴余餘先生辨证为气分大热，但由于日前激素和抗生素的使用，使温病四大证除高热、唇焦以外，症状均不典型，戴余餘先生予以竹叶石膏汤原方。他提到现代医学的干预，使温病学的卫气营血症状不典型了，但我们依据的是高热/唇焦、舌质等治疗温病的思路。白虎汤药力太峻，女孩年龄小，体质弱，四大证不典型，以竹叶石膏汤为稳妥。次日，患儿热退，精神明显好转。这堂温病授课，是在临证中完成的。病例二：一位癃闭患者，需反复插导尿管排尿，经管医生表示不能再插导尿管了，需要手术。戴余餘先生辨证分析后，予以五苓散加缩泉丸，以达温化收敛之功，但还加了桔梗、瓜蒌皮各 9 g。我感到纳闷，戴余餘先生见状，用了四个字的成语"提壶揭盖"，令我深思。治疗之后患者的排尿较为通畅，足以说明疗效。

某天，来了两位麻疹小患者，一位 3 岁的小儿伴有肾功能损害，戴余餘先生用了麻黄连翘赤小豆汤透疹；另一位 11 岁的女孩，戴余餘先生用了清瘟败毒散加减。此时我再三询问两位患者机制和治疗的区别，但由于当时戴余餘先生身体欠佳，硬是撑着身子工作半日，他并没有给予明确的指导。次日下午，他虽抱病但让我去他家，给我上了整整 2 小时的小儿麻疹课，至今我还保留着他的备课笔记。

1984 年春天，医院召开职工大会，当时开会需要自带座椅。戴余餘先生手拿藤椅，在下台阶时不小心踏空，造成第 5 跖骨骨折。他当时已经是半休状态，但他下午仍然坚持参会。骨折后我建议他申请工伤，注意全天休息，但老人家执意不肯，非但不休息，反而因为春季患者增多而坚持全天应诊。此时，门诊患者中睡眠障碍患者较多，戴余餘先生会根据辨证施治的特点给我们仔细讲解病例，以及归脾汤、逍遥丸、酸枣仁汤、天王补心丹、交泰丸、半夏秫米汤等方剂的适应证和加减用药特征。同时他也会忠告患者和学生，西药镇静催眠类药物，心肺功能衰弱的患者不建议使用。这些话我记忆犹新，但遗憾的是，老先生患肺结核及长期失眠，为了能够次日坚持门诊，那天他服下了一粒甲喹酮片后与世长辞。

跟随浙江省中医院杨继荪老院长的抄方经历，也令我终生难忘。记得有个周末我去他家抄方，一位邻居前来就诊，辨为湿热下注膀胱之证。当时杨老给予八正散加三妙丸加减，我在抄方时把川牛膝写成了怀牛膝，当时患者已经返家，我在整理阅读该留底的处方时，杨老看见了说应该是川牛膝，随后他立即起身赶往邻居家，把牛膝给改过来。返回他家的诊室后，杨老就把牛膝的归经、性味、功效、主治、组方等全部讲了一遍。但我心里嘀咕，牛膝是引经药，川牛膝与怀牛膝不是一样的吗？杨老认真地剖析说，活血祛瘀和补养肝肾哪个合适？这让我深感愧疚，又一次感悟到老先生的认真、一丝不苟和大医家的风范。

有一日我带母亲去杨老家治疗失眠，老先生诊脉辨证之后要我出一张建议方剂，我脱口而出：阴虚阳亢，用天王补心丹。结果他耐着性子从我母亲的体质、舌象、脉搏甚至失眠的是前半夜还是后半夜等方面给我做了详尽的分析和辨证，对可用的丹栀逍遥散、天王补心丹、酸枣仁汤、百合地黄汤、交泰丸、半夏秫米汤等进行了评价，给我上了一堂很好的不寐病的理法方药课。如今我对睡眠障碍的调理就是以那堂生动的课为基础，结合戴余余先生手把手教我的理论和方法，运用于临床，其效果比较显著。1999年的秋天，杨老因病重住院，我去看望他，不料这是我最后一次见到他。在省中医院当时简陋的病房内，老先生气喘吁吁、气不接续的状态令人心酸，但是他仍然不顾身体状况与我讲了关于黑锡丹和七味都气丸的鉴别。他说："你上次问过我黑锡丹和七味都气丸在什么情况下使用？今天我就来回答"，在他呼吸如此困难的情况下，还不忘给我们后辈传经、讲经、诵经的精神，真是太敬业了。其间他还问了我的考研情况，如此感动的情景，我还有什么理由不去学好中医呢？

前述几位大医家对于我成长过程当中记忆最深刻的一些片段，不由得使我想起当中医学徒的第一周，俞尚德先生并没有给我们讲中医，而是讲了陶渊明的《桃花源记》。到2020年5月的一天，我去看望俞尚德先生，当时他精神矍铄，问了我一个几十年前的问题："为什么我要给你们讲的第一堂课是《桃花源记》？"我为此思索良久。这不就是一个怀着虔诚的心理和美好的愿望去追求梦想中的乌托邦吗？越是神秘，就越能叩动诗人的心扉，魂牵梦随，津津乐道，难以忘情，"仙家一出寻无踪""只见桃花不见人"，这是一种理想、一种情怀、一种美的象征。这使我学习有一种"豁然开朗"的意境，同时也有一种如《桃花源记》中人与人之间、人与自然之间表现为和谐、完美的统一，这正是我们学习中医精髓的体现，也是俞尚德先生当初苦口婆心教导我们如何学好中医、当好中医人的初衷。

一、 肝纤维化、肝硬化内外治的理论与实践探索

在抗纤维化的治疗方面,中医中药有着独特的优势。多年临床实践和研究,许多中药、中成药被证明确有抗纤维化作用。那么,肝硬化为肝纤维化的进展或结局,治疗上应为同一目标的两个阶段,值得探索。

肝炎、肝纤维化、肝硬化、门静脉高压等西医病名,通过四诊合参后,可将其归属为中医学"肝著""黄疸""臌胀""癥积""血证"等范畴。虽然中医对肝炎、肝纤维化、肝硬化、门静脉高压病因病机尚未有统一的观点,但脏腑虚损是病变之源,气滞血瘀是病变之关键,两者贯穿了疾病的整个病理过程,因此,可作为主要病因病机。血愈瘀则正愈虚,正愈虚则血愈瘀,虚瘀夹杂最终可导致许多并发症的发生。瘀血是血液运行不畅凝滞或血溢脉外未被排出、吸收而凝滞的一种病理产物,同时也是导致后续病变的病因,可因瘀阻的部位不同而有不同的临床表现。病情复杂、并发症多是肝硬化的基本特征,鉴于肝的主疏泄及藏血的功能,一旦病变失调,全身气血升降失调,极易累及它脏,使肺、脾、肾及气血津液等均受损伤。病机确定,治疗方面多以行气活血、化瘀通络、扶正固本为主。气虚气滞多表现于慢性肝炎、肝纤维化阶段;而肝硬化代偿期与失代偿期的主要证型则可能以虚证和血瘀为主,益气、行气、活血化瘀可能是防止纤维化向肝硬化发展的重要治法。由于西医有"肠肝轴"之说,中医理论也有认为"肝与大肠相通"之理论,故清热解毒药运用其中也是必不可少的,特别是对于肠道微生态的功能,都具有重要意义。随着该病发病率提高和对该病认识的逐渐深入,中医药治疗肝纤维化、肝硬化的研究和药物开发也越来越多,并显现出不少具有疗效的成果。纵观上海中医药大学肝病研究所和中国人民解放军 302 医院等对中医药抗肝纤维化组方规律研究结果,发现补虚药和活血化瘀药是抗肝纤维化组方的基本构成要素。这就使病位在肝,与脾、肾相关的慢性肝炎、肝纤维化和肝硬化的根本病机从虚从瘀立论,"久病属虚""久病必瘀"终为基础。《张氏医通·积聚》:"积之成也,正气不足,而后邪气踞之",这似乎是对慢性肝炎、肝硬化发生发展的内在基础的诠释。正虚血瘀既然是疾病发展演变的关键,那么治疗以行气活血、软坚化瘀、扶正滋养为主是天经地义的,扶正化瘀胶囊、复方鳖甲软肝片问世是必然的。

芪灵合剂是我在多年临床工作中总结出的经验方。上文已经阐述过,慢性乙型肝炎发病从中医角度来讲多因正气虚衰,尤以先天之本肾气不足为甚,正气不足以抗御外邪,导致疫毒侵袭,迁延不愈。气虚血瘀形成肝著、肝积,气为血之帅,气行则血行,而脾为先天之本,化生气血,肾为后天之本,因此可通过健脾补肾、益气活血以抗肝纤维化。实验及临床研究表明,芪灵合剂除了调节免疫及增强抗病毒作用以外,均有不同程度抗纤维化作用,为集抗病毒和抗肝纤维化于一身的扶正药对。其主要机制从现代医学角度讲,可能是通过免疫平

衡的调节控制炎症的发生与进展从而起到抗肝纤维化的作用。其他药用的配伍，不妨从以下几个方面考虑。

1. 祛瘀生新，巧用活血药

（1）行气活血

以川芎为例，其活血行气，为"血中气药"，既能上行头目，又能下行血海，也可旁及四海通血经，广泛用于气滞血瘀所致的胸、胁、腹诸痛证。常与当归相伍组成药对，达到行气、活血、补血之功效。通过行气活血药物的应用，实现气行则血行。

（2）活血通络

除活血药以外，辛味能通能行能散，常配以桂枝、细辛、干姜等助辛散走通药物以增强其通络作用。另加丝瓜络为使，可引药直达病所，又可通经活络；蝉蜕、僵蚕搜剔络中之邪。

（3）扶正化瘀

肝硬化阶段属疾病进程中后期，不可一味妄用攻伐之药，需注重扶正，通过增强人体正气来御邪。多以芪灵合剂、苓桂术甘汤加减化裁，起到化瘀兼扶正的作用。

2. 调整阴阳，活用滋养药

（1）补气养血

肝硬化时肝郁脾虚，久而气虚血亏，中气虚而气血不足证候的出现，使用补中益气汤、小建中汤或八珍汤加减。

（2）调阴阳失和

慢性病程中，正气渐损治疗时需注重调整阴阳失和，因常出现肝肾阴虚证，临证时亦注重滋补阴精。同时也关注清肝、柔肝、养肝，通常以滋先天之阴、培后天之气来调阴阳平衡。常选六味地黄丸、二至丸为基本方加减化裁。

扶正化瘀胶囊（由丹参、发酵虫草菌粉、桃仁、松花粉、绞股蓝、五味子组成）能活血祛瘀、益精养肝。用于慢性乙型肝炎、肝纤维化肝硬化属瘀血阻络，肝肾不足证者，症见胁下痞块，胁肋疼痛，面色晦暗，或见赤缕红斑，腰膝酸软，疲倦乏力，头晕目涩，舌质暗红或有瘀斑，苔薄或微黄，脉弦细。但扶正化瘀胶囊性味偏于热，实热或虚热者慎用。临床治疗常用汤剂（加寒凉药，如白花蛇舌草、三叶青等，以平和其热性）联合扶正化瘀胶囊治疗。

肝硬化患者病久，血瘀已成，若阴阳失衡，治之显效较缓，需用大量活血祛瘀药，且经过较长时间的治疗才见起效，可见瘀久难化。另外，患者年老体衰，各脏腑功能减退，加之疾病日久，先天之精耗竭明显，后天又未能很好地养护，使得治疗困难。对于老年肝硬化患者的治疗，补肾是很关键的一部分，尤其是滋补肾阴。

3. 内外同治中的特色外治法

随着慢性肝病治疗研究的不断深入，中医外治法日渐显现出其优势。我思考过，传统中医治疗有诸如清热解毒、理气活血、养阴益气活血之类的内服药,部分患者长期服用汤剂或中成药无疑增加了胃肠道的负担,不同程度地出现甚至加重恶心、纳呆、腹泻等消化道症状,慢性肝病中医外治法具有起效快、副作用少、局部疗效优于内治、简便易廉等特点,它拓展了给药途径,无须经过肝脏代谢,不良反应少,与内治法相得益彰,探索着中医药多途径、多靶点治疗疾病的特色,使中医外治疗法成为中医特色治疗的有效手段。中医的"经气学说"在一定程度上是促进中医特色外治疗法的理论基础。以"经气学说"为指导的中医特色外治疗法,我们实践的是中药穴位注射、中药脐部贴敷、中药灌肠等方法,使肝纤维化、肝硬化患者的治疗在提高慢性乙型肝炎抗病毒应答率、降低肝硬化门静脉高压和防治肝性脑病等方面体现出一定的疗效和研究开发前景。

(1)黄芪注射液足三里穴注射

在内科综合治疗基础上,加用黄芪注射液足三里穴注射。经气学说认为,中医外治调经气补虚之法,尤以选穴和选药为关键。人体360余穴首推足三里穴。足三里的扶正培元、抗病祛邪之功,可谓补脾胃,益气血,扶正祛邪,回阳强壮的功效所在。足阳明胃经乃多气多血之经络,足三里穴为"足阳明胃经"之要穴,针刺之在调理脾胃、补中益气、通经活络、扶正祛邪之外能激发和鼓舞气血之生化与运行。针刺之法恐其力不足以扶正,故加黄芪注射液2 ml,以细针管通过"提、插、补、泻"等手法来刺激足三里穴"皮部"并借黄芪之药气以调节经气,使之展示补中益气、通经活络、扶正祛邪之功。《本草纲目》载"耆长也,黄耆色黄,为补者之长,故名……"为"补气诸药之最"也,归肺、脾、肝、肾经,尤善补脾肺之气,针药并用药气与经气相通则扶正祛邪甚强。通过对70例慢性乙型肝炎患者的临床观察发现,西药核苷类抗病毒药联合黄芪注射液穴位注射组比单用抗病毒治疗组更明显地改善患者的睡眠、食欲等自觉症状,还明显提高了机体对抗病毒药的应答,且无明显不良反应。

(2)中药贴敷治疗肝硬化门静脉高压、内毒素血症和轻微型肝性脑病

肝硬化门静脉高压、内毒素血症和轻微型肝性脑病的中药贴敷的治疗方法依托了科研项目"慢性肝病的中医规范化诊疗研究""中药清肠合剂保留灌肠治疗肝硬化轻微型肝性脑病的临床研究""中药脐部皮透防治肝硬化内毒素血症的临床研究"等科研课题,开展肝硬化常见并发症门静脉高压、内毒素血症、肝性脑病等研究。作为是病,该病变症多,并发症频繁,病情复杂难治。徒静脉给药甚不方便,治疗周期难控,长期用药成本较高,且患者不易坚持;而血液净化或外科器官移植的风险更大。由于口服中药汤剂或中成药更是时间冗长并易增加胃肠道的负担,导致消化道症状加剧。因此寻求疗效肯定、简便易行的中医外治疗法迫在眉睫。受恩师俞尚德先生"西瓜翠衣与砂仁烘焙碾末敷脐"的启示,开发了中药消臌贴膏敷脐。消臌贴膏包含以下中草药:莱菔子、汉防己、地龙、砂仁碾末敷脐时,加月桂氮䓬酮及冰片乙醇溶液为透皮促进剂,以适当保持贴敷剂湿润。

肚脐部之穴名为神阙穴,选中药之药气刺激神阙,用以调整人体脏腑之经气,令气血阴阳恢复平衡。欲问人身360余穴何故独选神阙?盖神阙乃任脉之要穴,且与督脉贯通,为上下腹之分界,上应天下应地,任、带、冲三脉皆通过于此,为神气升降出入,变化消长之处,故

神阙者经络之总枢也,经气之总汇也。历代医家对神阙的功能推崇备至,清代吴师机云:"脐者,肾间之动气也,气通百脉,布五脏六腑,内走脏腑经络,命使百脉和畅。"这就是我研发"脐透消臌贴"的初衷。鉴于现代医学研究也支持中医的观点,因为脐部在胚胎发育的过程中为腹壁最后闭合处,表皮角质层最薄,具有屏障功能差、渗透性增强等特点,药物分子较易通过脐部皮肤的角质层。大量腹壁动静脉分支及丰富的静脉网,促使药物更易吸收,是透皮给药、缓释长效的理想部位。当然用药机制依据积聚之人多有气滞血瘀、热毒内蕴、气阴两虚之证,中药以"理气活血化瘀、清热解毒、滋阴益气"为要。四药联合具有理气消胀、化瘀清热之功效,并在增强消化道运动,促进肠蠕动,加速内毒素的排除,缓解临床症状方面起着至关重要的作用。在药气透过"皮部"发挥调整经气作用的过程中,透皮促进剂起着至关重要的媒介作用。月桂氮卓酮渗透作用强、有效浓度低、性质稳定、无毒副作用,对多种微生物有较强的抑制作用。冰片为龙脑、异龙脑混合消旋体,易溶于乙醇,具有芳香开窍,止痛消炎的功效,能引药从肌表直达腠理,起着良好的透皮促进作用。两者合用促透效果叠加。敷贴更是在局部形成一种汗水难以蒸发扩散的密闭状态,营造易于药物穿透的环境,故有一定的临床应用价值。

(3)自拟清肠合剂灌肠治疗肝硬化前驱期肝性脑病患者

从气机升降理论角度,我认为,积聚之人气机多不畅,气机不畅则腑气不通,腑气不通则升清降浊之功能失司,日久则热毒内蕴变生诸症。轻微型肝性脑病是症,皆由于脑之清灵空窍被热、瘀、痰等邪毒侵扰,清窍失清,浊阴横流,致神明失司。心主神明,脑为元神之府,心脑受邪,则神明不用,神志不清。肝硬化属积聚,正气亏虚为其本;热毒蕴结、气滞血瘀为其标;气机升降失调,清阳不升,浊阴不降为其发病之关键。《素问·阴阳应象大论》曰:"左右者,阴阳之道路也",而"肝生于左,肺藏于右",是故肝肺者,阴阳之道路交通也。肝之正常升发,肺之正常肃降,关系到人体气机的升降运动。叶天士云:"人身气机合乎天地自然,肝从左而升,肺从右而降,升降得宜,则气机舒展。"明代著名医家李梴在《医学入门》中也云:"肝与大肠相通,肝病宜疏通大肠,大肠病宜平肝经为主。"此正所谓据急则治其标,缓则治其本,腑气以通为用的原则,外治首选灌肠之法,直中病之所也。肺与大肠相表里,腑气通则肝肺气机升降得以调畅,腑气不通则多有热毒内蕴,瘀滞脏腑经络。单一灌肠此举无谓根治,当同时辨证施治,选用清热解毒、逐瘀通腑泻下的中药从口和直肠灌之能获佳效。"经气学说"认为这无非是借"药气"刺激"皮部"以调节脏腑之经气,以复气机升降之功能耳。

以上针对肝性脑病而言,那么同样肝硬化存在不同程度的肠源性内毒素血症,也是常见的,且其发生率与疾病的严重程度呈正相关。中医认为,内毒素血症也多为湿热毒邪蕴结所致,故常用的具有清热解毒、通腑泻下之效的中药在自拟的"清肠合剂"中也已体现。其中由生大黄、熟附片、地榆炭、白及等组成的方剂,煎至180 mL汤液保留灌肠,每日1~2行。生大黄源承气方之意,对温热病之热结、便秘、高热神昏有通腑清热之功;熟附片毒性大减,可能与炮附子的温阳护阳功能相关;地榆味苦、酸、涩,性微寒,归肝、大肠经,功能凉血止血,解毒敛疮;白及中白及胶的功效基本与地榆相似,四药一泻一敛,发挥一升一降之功,不仅具有改善局部热毒蕴结、血瘀气滞的作用,而且对调畅全身气机、恢复阴阳平衡起着良好的作用。

以临床预实验和随后的临证观察可知,清肠合剂灌肠疗法不仅可显著降低肝硬化前驱期肝性脑病患者的血氨、内毒素水平,还能改善肝硬化失代偿轻微脑病的神经精神状况。有"经气学说"的指导,经过辨证论治,采用内外结合的治疗方法,相对于西药更具有灵活性、适用性的优势。而且在同一疾病发展过程中,依据不同的并发症及证型的变化,及时做出相应治疗和药物的变更加减,以达到"祛邪不伤正""扶正不留邪"的效果,更是异病同治、同病异治的体现。

(整理:施维群)

二、 选择的肝之路

1974 年中医学徒满师后,仍然在俞尚德先生的中医门诊跟师。1979 年任中医师以后,开启了选择专业之路。在俞尚德先生的引领之下,我进入了中医肝科病房。肝病是中医肝病还是西医肝病何去何从,从专业角度来说,无疑是难以抉择的,但应该还是以西医的肝病诊治为主,从跟随老师的诊治当中,我嗅出了中医重于西医的味道。从 1988 年甲型肝炎的大流行,到慢性乙型肝炎的诊治;从当年激素治疗自身免疫性肝病到重型肝炎的抢救;从肝穿刺的开展到妊娠肝炎病房的建立,其中不乏中医名正言顺的介入。因此,现代医学的诊疗水平也有不断地提升,这就是中医的魅力,中西医结合的优势。所以,自 2014 年从科主任位置上退下来以后,不再需要考虑科室的建设和发展,但中医肝病的学术发展,仍是我为之奋斗的情怀。我静下心来,思忖着怎么总结俞尚德先生的经验,怎么对自己的医学生涯做一个客观的评价,怎么能回归自称的"大中医",此篇正是我的相关心悟。

1. 中西医有共同的理念

中医的肝病,以和为贵;西医的肝病,以和为要;中西医结合的肝病,执其精要。

2. "和"的思想

中华民族"和"的思想与延续,有着悠久的历史沉淀,至今仍有着其现实的意义。《黄帝内经》见诸于"和""调",《伤寒杂病论》中"调和营卫""和解少阳",明代张景岳《景岳全书》中"凡并兼虚者补而和之",清代《医学心悟》中更是有"清温补燥润等和之"之法,甚至提出了兼攻而和者等,这些无不体现了阴阳平和,以和为期,和者则平的和谐态势,其中蕴含着广义或者狭义的和法,更为之后我的创新思路铺平了道路。

3. 从中西医两个截然不同的医疗体系来认识肝病

中西医两个医疗体系在疾病表现上有着截然不同理论和实践差异。中医虽然也认同,肝脏位居膈下右侧腹腔内,不乏与现代医学的解剖位置基本一致,但中医的"肝"除了为解剖器官外,更涵盖人体体表和身内的一些附属组织,如胆、筋脉、爪甲及有运气功能的经络等。中医观点认为肝属木,主升、主疏泄,筋之宗,魂之局,肝藏血,其正常功能为魂所舍,异常则魂不守舍,出现惊骇多梦、梦游梦呓、夜寐不安、多愁善感、猜疑甚至幻觉等。肝开窍于目,在体合筋(肌腱、软组织),其华在爪,在志为怒,在液为泪,与春气相通,与胆通过经络构成表里关系等。这些都是与肝同属一个系统,因此,出现的病变可以从肝论治,这些按照西医理论是讲不通的。可见中医强调的是归属于"肝"这个物质基础及系列功能的组合,包括其生理功能和病理变化。中医的肝藏血,"人静则血归于肝脏""肝受血而能视"。肝能调控血液、疏导人体气机变化、帮助脾胃消化等作用,使目有所养、爪甲荣润、关节屈伸灵活等。肝还对月经周期和男性精液排泄起作用,这些大都无法按照现代医学去进行——对号入座。同样,在病理情况下,中医的肝病既包括肝脏本身的病症,又包括肝胆功能失调及其在相应组织器官、经络循行部位所引起的多种情况。如眼科的结膜炎,中医认为可能是"肝火上炎"引起的,而头晕、高血压、中风等心脑血管疾病,亦可能属于中医的肝病之"肝阳上亢",失眠、抑郁等神经精神疾病可能属于"肝气郁结"等。中医的肝病至少涵盖了西医实质器官的消化系统、循环系统、神经系统、运动系统、五官科、妇科、男性科等方面的诸多病变,还包括精神情志的调控,是心、脑、神经、脾胃诸脏器的整体观念。

现代医学的"肝"只指实质性的解剖器官及其病变,并不包括其他系统器官的功能。西医认为肝脏是人体最大、功能最为复杂的消化腺,主要分泌胆汁,帮助消化,可以转化代谢糖、蛋白质、脂肪三大营养物质,合成白蛋白、凝血因子、肝糖原,吞噬血中异物和细菌,含有数百种酶类,能够进行500种以上的生化反应,分解进入人体血液中的各种毒素等,因此主要将之定位于消化和解毒的重要器官。故而,我只能将此分为中医的肝和西医的肝,疾病大致也以此划分。其中蕴含着广义和狭义的和法,更为以后的创新之举铺垫了基石。

在我临证的两位启蒙老师中,一位重肝肾调气机,另一位重脾胃调气机。故他们的遣方用药,具有轻取致胜的特点。戴余徐先生说:"剂量与药效的强弱固然有关,但治病需要用巧力,我们在治疗普通的患者中,上病宜轻,轻证宜轻,中病平,平气血和阴阳,下病峻,启沉疴。"俞尚德先生则告诫:"四两拨千斤,切勿忘记。"

在老师们的启迪下,在肝病诊治方面,我开始一点一滴地积累经验,颇有心得。观戴余徐先生诊治多用滋补肝肾和疏理肝脾的方剂,以"六味地黄丸""逍遥散"为基础。"六味地黄丸"的加减化裁很是灵活,为此先生还专授一课,谓"六味地黄的换汤和不换药",这是多么的精辟啊!"何为柴胡制剂中的逍遥为伍?肝肾之阴的维护,肝旺脾虚的顾及,肝脾肾之间的互动,有赖于气机的和调,其中疏肝健脾之举,对肝肾阴精的平衡是必不可少的",戴老师如是说。

俞尚德先生是脾胃派,一生诊治脾胃病,颇为拿手,他强调和调脏腑,往往以"建中汤""平胃散"为主,强调脾胃是一个功能单位,其中脾阴、脾阳、胃阴、胃阳,代表两种物质及其功能活动,期间不可分割,故补中益气汤、升阳益胃汤、麦门冬汤等健脾和胃,理湿中不忘滋补胃阴脾阳。

二老异曲同工,为中西肝病的诊治带来丰富的、特色鲜明的临证经验,为我在以后的临证路上传承创新打下了坚实的基础。我认为无论重肝肾或重脾胃,初衷是和,关键是"调",无论疏肝和胃,或是健脾养阴,调和正是治肝之要义。我以为贯穿和法,治疗肝病从补肝肾、健脾胃,是较为狭隘的治则。《中医名词术语选释》中"和"的表述是较为狭隘的,利用药物的疏通调和作用达到解除病邪的目的,分为和解少阳、调和肝脾、通利肝胃等仅此而已。而治病求本、守机以平、辨势求和的治则,无论是西医的慢性肝病,还是重型肝炎,甚至肝纤维化、肝硬化、肝肿瘤，抑或是中医肝病中的情志病、痰湿病、肝癖病，都应以此治则为基础，在正邪相争、阴阳失衡、气机逆乱的病机之下，确立"和"的法则，是必须的。

4. 治病求本从大道理讲

《黄帝内经》《伤寒论》《金匮要略》等表述"治病求本"的两层意思，其一必求于本，其二求其属，这是《素问·阴阳印象大论》和《素问·至真要大论》确立的。

通过梳理30年前肝炎的诊治，按乙型肝炎病毒携带、慢性乙型肝炎、肝纤维化、肝硬化的治疗线路进行求本，通过大量的临证科研项目和文献资料整理，循着两位先生的诊治足迹，将乙型肝炎病毒携带和慢性乙型肝炎的"本"，定格在禀赋不足、脾肾亏虚，在疾病的发生发展过程中，紧紧抓住肝郁脾虚、肝郁气滞、气滞血瘀，直至肝肾阴虚、脾肾阳虚等证型，"四物汤""六味地黄汤""五苓散""胃苓汤"等均体现出补益和梳理的不同环节。从整体来讲，此阶段病情较轻，疏导和补益，和而不同。故自30余年的临床资料看，肝脏疾病的阴偏虚、阳偏虚作为基础而伴随作为并发的气血湿热只是现象而已，"芪灵合剂""二至合剂"的问世为诊治肝病系列的基础方，加入三七花，将肾阴、肾阳、气血均照顾其中，我将其命名为"和肝合剂"。此处体现一个和调及和补，更有和清的作用，无论是乙型肝炎病毒携带，还是慢性乙型肝炎，夯实基础，调和阴阳，顾护气血、以求平衡。其中柴胡类方，作为助力，其功不可没。在慢性乙型肝炎遣方过程中，出于抗肝纤维化、肝硬化的需要，气、血、瘀、虚交织在一起，在辨病辨证的过程中还需牢牢把握主导主线，此时柴胡类方配伍"四物汤""血府逐瘀汤""四君子汤""旋覆花汤"等，再现了气血调和、补虚化瘀、以和为贵的法则。

守机以平，在肝硬化阶段，可以令人思考得更多。除了辨别代偿和失代偿外，病情进展中的阴阳受损、气机阻滞所形成的气滞血瘀，阻于络脉使病证变得特别复杂。故证型可演变为肝肾阴虚、脾肾阳虚、肝郁气滞、血瘀络脉或气血两虚。进一步发展成络脉瘀阻，出现臌胀、水肿、积聚、癥瘕等。如此复杂证型，遵从先生的守机以平、辨势以和方针，我觉得是在抓问题的症结和主要矛盾，一旦主要病机确立，为辨势求和奠定基础。我们抓住肝脾肾之调补，辨别症状证型的势头，牢牢固守气血阴阳关，对于防止阴阳失衡、气机逆乱之变，避免出血、无尿、神昏谵语、腹大如裹等严重后果就是和调的手段。于是乎在专攻于肝硬化的滋补肝肾以通络，温肾健脾以通络的两大基础上，加以温补气血、养血化瘀、健脾理气、温阳利水、滋阴利水之法，甚至可用"葶苈大枣泻肺汤""升降散"，以提壶揭盖、开源疏通、辛开苦降、沟通上下，规避了肝硬化一味攻的固化思维，带两种以上的对立病机间询，相互转化向着顺势而为的方向，这着实是一种妙招。内治也好，外治也罢，内外结合的治疗法则是我谨守和而不同，统筹并进，多法合用，以达平衡的治疗手段。

5. 病案举例

（1）酒精性肝硬化并发肝性脑病

2017年我治疗过一例酒精性肝硬化失代偿期的男性患者，是年8次因肝性脑病而住院，其间用抗肝昏迷的西药"门冬氨酸鸟氨酸"等及中药口服,就会清醒。具体病例如下。

王某,男,65 岁,两年前诊断为酒精性肝硬化并发肝性脑病,曾反复住院 8 次,神志不清,偶会有大便潜血(+～++),经"门冬氨酸鸟氨酸"治疗清醒后复发多次,由家属陪同特来求诊,并同时提出要求,不愿再住院治疗。刻下,症见患者面色黧黑,神志欠清,谵语神昏,大便干结,三天未行,脉弦缓,苔黄腻。辨证为湿热秽浊之气壅塞中焦,有弥漫之势,清阳不升浊气不降,治以透解郁热,清热利湿,升清降浊。处方以升降散合四逆散加减:白僵蚕 15 g,蝉衣 6 g,制大黄 10 g,柴胡 9 g,白芍 9 g,枳实 15 g,桂枝 6 g,石菖蒲 20 g,川芎 9 g,葛根 15 g,牛膝 9 g,甘草 6 g,共 7 剂,水煎服,日 1 剂,分两次温服。

二诊时,症见患者谵语减少,神志较前转清,大便日行稍干,舌红,黄腻苔渐化,脉弦。此时患者湿热秽浊渐退,正气亏虚,于前方基础上加入黄芪 20 g,制大黄减量为 6 g。三诊时,患者神志变清,偶可见谵言,病情明显改善,仍按前方出入,加鸡内金 9 g,沉香曲 6 g。追踪观察 4 个月中,肝性脑病未再发生。

按语:患者肝病日久,正气亏虚,致肝气郁结,损及脾肾,脾气不升,秽浊之气壅塞,出现肝郁化热,浊邪内阻,清阳不升的证候表现。方中用辛开苦降之法,取义升降散之机理,四逆散透解郁热,上升药用桂枝、川芎、葛根、蝉衣等,重用菖蒲;下降药用牛膝、枳实等,重用制大黄,升降相因,调畅气机,开化中焦秽浊之气,气机逆乱得以调顺,则患者神明自清。此为正宗的西医肝病,且属急症重症。整个诊疗的思路完全是辛开苦降法,体现一个急重肝病的和法,起四两拨千斤的作用。

(2)脑肿瘤术后、多重耐药菌感染、高热抽搐

此类病多属中医的动风。具体病例如下。

患者,女,70 岁,脑恶性淋巴瘤手术、放化疗术后,弥漫大 B 细胞淋巴瘤,伴多重耐药。诊时见高热寒战,体温 40.2℃,神志不清,四肢抽搐较频繁,苔少舌红光,脉细弦滑数。我会诊分析认为,患者脑部肿瘤放化疗日久,耗气灼阴,阴竭火旺,动风抽搐,热深厥甚(此处热邪深入下焦,劫烁肝肾之阴,而非阳热亢盛,热闭深重之),《温病条辨》之三甲复脉汤主之。方药:炙甘草 9 g,生地黄 15 g,生白芍 10 g,麦冬 12 g,阿胶珠 9 g,牡蛎 15 g,鳖甲 12 g,龟板 12 g,青蒿 10 g,金银花 15 g,牛膝 9 g,全蝎 5 g,炒鸡内金 12 g,炒葛根 15 g。

二诊时,热退,抽搐停止,神志不清,去阿胶珠,加太子参 15 g。10 天后患者体温正常,神志转清,能简单对答并能自行表达需水之意。

这两位患者可谓是急症重症,又是肝病或感染病的范畴。我所用处方,一是辛开苦降法,二是育阴潜阳息风法,体现了中西医肝病治疗上的和法,也是病证结合的"执其精要"。

(3)妊娠肝病

妊娠肝病的诊治更能体现和为贵。该病虽然为孕妇较常见的病证,但亦属高危产妇的范畴。对母体及胎儿来说是极易引起流产、早产、窒息的危重病。中医称之为妊娠恶阻、胎漏、滑胎、胞阻、胎萎、子肿、子烦、子痫、子晕等。其中不少为妊娠肝病所产生的症状,唯独没有黄疸之称,故确定治疗大法,遣方用药较为困难,而对诸多问题,和调显得更为必要。这个

"和"是妊娠母体和胎儿的"和",其次是针对妊娠肝病治疗的和法,应尽最大可能呵护母体和胎儿,既有利于母亲,又规避对胎儿产生诸多的毒副作用,而且能最大限度保证母子平安的各种措施的选择,其中不乏分娩方式的正确选择。和而不同、和而平稳、和而平安是妊娠肝病的"最大公约数"。

有一例杭州市医药卫生科技奖的病例成果简介:付某,女,27岁。患者因"停经37余周,乏力、恶心伴腹胀,尿少2周"于1998年5月23日由当地医院转入我科。入院时生命体征稳定,神志清,慢性病容,皮肤巩膜无黄染,心肺听诊无异常,腹膨隆,全腹无压痛,肝上界右锁骨中线第5肋间,肝脏触诊不满意,墨菲征(−)、宫底脐上五指,移动性浊音(＋＋),双下肢凹陷性水肿,血生化检查:总胆红素(TBIL)0.95 mg/dL,直接胆红素(DBIL)0.50 mg/dL,白蛋白(ALB)30.2 g/L,葡萄糖(GLU)30.38 u/L,谷丙转氨酶(ALT)132 u/L,谷草转氨酶(AST)154 u/L,γ−谷氨酰转肽酶(GGT)17 u/L,GLU 77.8 mg/dL,胆酸(CHOL)212.9 mg/dL,甘油三酯(TKIG)226.8 mg/dL,肌酐(CRE)1.33 mg/dL,血尿素氮(BUN)27.9 mg/dL,白细胞(WBC)4.0×10^9/L,中性粒细胞(NE)0.85 G/L,淋巴细胞(LY)0.15 G/L,凝血酶原时间(PT)18 s,腹水常规检查示李凡他试验弱阳性,有核细胞50/mm³。血清HBsAg、HBcAb、HBcAb均阳性,其他肝炎病毒血清标志物均阴性。B超检查提示慢性肝病,脾脏增大(厚度3 mm),门静脉增宽,大量腹水。诊断为肝炎肝硬化失代偿期、肾功能不全、妊娠37余周。经新鲜血浆、人血白蛋白、抗生素、利尿剂等护肝降酶抗感染、支持治疗及对症处理,配合中药疏利益气,行气利水之剂。经妇产科及感染科专家慎重讨论后于5月28日行"剖宫产术"。术中出血不多,吸出腹水约6 000 mL,分娩一女婴,评分10分,术中外科检查肝脏示肝质地硬,缩小,有结节(由于麻醉原因,未行肝活检)。术毕在腹腔置引流管1根。至拔管时共引流液体约5 000 mL。术后继续中西医结合护肝、抗感染、支持治疗及一般对症处理,病情逐渐好转,腹水消退,复查肝肾功能基本恢复正常,于1998年6月10日母婴同时出院。

该病例为肝炎肝硬化失代偿妊娠,由于患者对以往的病史全然不知,以致受孕且将临产。肝硬化失代偿患者是绝对禁忌妊娠的。此类患者在生产时母婴死亡的概率几乎达100%。肝炎肝硬化失代偿期可产生门静脉高压症,而在腹腔感染、肝肾综合征、肝性脑病、上消化道出血及肝肺综合征等诸多并发症中,任何一种并发症后果都是不堪设想的。患者受孕以后,尤其是妊娠晚期胎儿与母体争夺营养,增加肝肾负担的矛盾更显突出。因此,低蛋白血症、凝血机制障碍、肾功能不全及腹腔感染等对即将临产的肝硬化失代偿母体来说可谓如履薄冰,危殆万分。我们讨论到应着重关注三大难题:①孕妇能否经受住麻醉;②术中出血的危险性;③低蛋白血症加大量腹水的漏出,创口愈合问题如何解决。围绕这三个难题,针对病因,在足量抗生素、改善凝血功能、加强支持疗法的基础上,术后予以留置腹腔引流管,使腹水得以出路,加大血浆、人血白蛋白的应用。最后终于闯过了麻醉、出血、腹水渗出影响创口愈合等难关,使得孕妇、婴儿生命得以保全。凝血功能情况及肝病的预后,与非妊娠期的肝炎相似,肝细胞储备、合成功能明显下降,对分娩的预后有极大影响。此值可折算成凝血酶原活动度,若参考纤维蛋白原的检测结果则更有意义。除个别妊娠肝内胆汁淤积和肝硬化患者的 PT 稍有延长外,多数非肝炎的妊娠肝病患者 PT 正常,而肝炎妊娠患者的 PT 延长往往与胆红素升高成正比。

宜采用针对病因的中西医结合治疗,首推中医治则,"产前宜凉,产后宜温",对孕妇施以"疏理、化湿、和中、安胎、清热、降酶、温补"等综合疗法,用药过程中尽量避免香燥走窜,温热耗气,活血攻逐类药物,以防出血、早产。产后应酌情运用温补、活血、退黄之品,加强对肝脏及全身的支持与呵护。

分娩方式与预后的关系主要是在对妊娠肝病患者临床症状和客观检查指标进行分析后,如胎儿发育情况良好,自然分娩应该是最佳选择。但是在肝脏功能进一步损坏,出现凝血机制障碍、肝肾功能减退、全身情况较差,甚至危及胎儿及母亲生命的情况,终止妊娠乃为首要任务。是否立即终止妊娠、用什么方式终止,必须视情况而定。

6. 柴胡类方及其临床应用

谈到中医肝病,戴季徐先生虽未进入过肝炎病房工作,但他对于肝和肾的理论则是继承《师说》运用于临证,传世于后人的典范。他反复阐述,"肝体阴而用于阳",因此必使阴阳调和、平衡才能使肝气调畅而不病。这符合中医藏象学说的以"五脏为中心"理论,不是将肝看作一个简单的解剖学概念,而是升发疏泄运动、藏魂藏魄等诸多特点融入于藏器的多能概念。由此肝病是由于生理功能失调所致的,诸多病症的总称,其发病固然与其他脏器一样,有外因、内因和不内外因的"三因说"。六淫发病的肝病在此不赘述。但内因及七情致肝为病中医更为重视。人的精神情志变化过度则伤及相关脏器而病,以怒则伤肝更为普遍。怒则气血不顺,怒甚气血逆乱,无怪乎王孟英说:"肝主一身之里,五气之感皆从肺入,七情之病必由肝起。"我对于重型肝炎的病机及从中医的气机逆乱之说大概也源于此。俞尚德先生带我们查房时见重型肝炎患者频频出现呕吐呃逆、便意频频等胃气竭的危象,我总结机理为气机逆乱,故死亡率甚高。可见保胃气至关重要。需要论述的是与中医肝病密切相关的气机失和及心身不调之证,俞尚德先生善用柴胡类方,即以此为考量吧。

柴胡剂是指以柴胡为君药的一类方剂,源于《伤寒论》,主要指小柴胡汤、大柴胡汤、柴胡桂枝汤、柴胡加芒硝汤、柴胡桂枝干姜汤、柴胡加龙骨牡蛎汤、四逆散。后世医家在传承仲景柴胡剂的基础上,又加以创新总结,化裁出逍遥散、柴胡疏肝散等衍生方,堪称"和法第一方"。在整体思辨,经典与临床并重,效师每以经方取效之基础上,几十年来逐渐对慢性乙型肝炎、肝硬化、自身免疫性肝病、脂肪肝、失眠、更年期综合征、甲状腺结节等多种肝系疾病以柴胡类方剂运用得心应手。

仲景以柴胡剂治疗柴胡证,《伤寒论》曰:"伤寒中风,有柴胡证,但见一证便是,不必悉具。凡柴胡汤病证而下之,若柴胡证不罢者,复与柴胡汤,必蒸蒸而振,却复发热汗出而解。"柴胡证一词在《伤寒论》中共出现 6 次(见 101、103、104、149、251、267 条文),何谓柴胡证?后世医家对此见解不一,争论不休。部分医家认为柴胡证即为少阳证;或认为其代指小柴胡汤证;亦有认为此处柴胡证指柴胡药证而非柴胡汤证者。《伤寒论》中所论柴胡证应包含大、小柴胡汤所对应之证。"太阳病,过经十余日,反二三下之,后四五日,柴胡证仍在者,先与小柴胡。呕不止,心下急,郁郁微烦者,为未解也,与大柴胡汤,下之则愈。"(103),此条先予小柴胡治疗柴胡证,而病证不解,反加重,由喜呕转为"呕不止",胸胁苦满变为"心下急",复予大柴胡汤而愈,由此可见柴胡证当包括大、小柴胡汤所治之证。柴胡证轻者,胸胁胀闷不适,予小柴胡和解少阳,若苦满甚乃至胁下痞硬、心下急者,须以大柴胡汤解表攻里。究其病因乃邪结于之胁下,"血弱气尽,腠理开,邪气因入,与正气相搏,结于胁下。"(97),亦可佐证。

后世医家多以小柴胡汤为少阳病主方,以"口苦、咽干、目眩、脉弦、往来寒热、胸胁胀满、默默不欲饮食、心烦喜呕"为柴胡八大证。虽然柴胡证与少阳证不可等同而论,柴胡证并非为少阳病所独有,抓住"往来寒热、胸胁苦满"为使用柴胡剂治疗之关键症状,对邪结于胁下,或波及于胃,干呕、不欲饮食等胃部症状,少阳胆火被郁,上炎头目,口苦咽干目眩等皆为柴胡证之或然证,不难理解仲景所言:"但见一证便是,不必悉具",着实是"和"字当头的妙方妙剂。《医学心悟》概括出中医八法为"汗、吐、下、和、温、清、消、补"。和法首推仲景为先导,半表半里之邪,或脏腑、阴阳失和之证得以小柴胡汤等和解少阳,调和肝脾的功效。

小柴胡汤是柴胡剂的代表方,然非少阳病所独有;邪传阳明、厥阴病、阳微结、热入血室,以及《金匮要略》中黄疸、产后郁冒的证治中亦有小柴胡汤。但纵览条文,以外邪入里、结于胁下为其共同病机,其主症为往来寒热、胸胁苦满、心烦喜呕、默默不欲饮食、口苦、咽干、目眩、脉弦细,其或然证亦有7条,日本汉方医家丹波元简总结为"伤寒诸方,惟小柴胡汤为用最多"。我临证中常用于外感热病、急慢性肝炎、急慢性胃炎、腹泻、胆汁反流性胃炎、失眠、糖尿病、产后发热、更年期综合征、自身免疫性疾病等,但中医辨证属邪在半表半里,胆热内郁,枢机不利者。

"伤寒发热,汗出不解,心中痞硬,呕吐而下利者,大柴胡汤主之"(165)。大柴胡汤由小柴胡汤去人参、甘草,加芍药、枳实、大黄而成。其证可见热邪结于胁下之胸胁苦满、往来寒热之证,又可见胃热壅盛的中焦热结之证,热结于里,或见大便秘结不下,或见中焦火热上逆而呕、下迫而利,故以和解与通下并行。我临证常将其用于胆囊炎、胆石症、急性胰腺炎、脂肪肝、高脂血症、高血压、带状疱疹、痤疮、急性肾盂肾炎、失眠、急性盆腔炎等,中医辨证属肝胆胃肠不和,气血凝结不利,气火交郁者。

"伤寒六七日,发热,微恶寒,支节烦疼,微呕,心下支结,外证未去者,柴胡桂枝汤主之"(146)。柴胡桂枝汤顾名思义即小柴胡汤与桂枝汤的合方,用治柴胡证与桂枝证并病。即外有桂枝证之"发热微恶寒,支节烦疼",内有柴胡证之"微呕,心下支结"之证。小柴胡汤为"和剂之祖",可调少阳枢机,调肝胆脾胃;而桂枝汤为"群方之冠",既能调和营卫,解肌祛风,又能调脾胃而和营血。两方相和,用于外感,可解太阳少阳之邪;用于内伤杂病,可调肝胆脾胃,气血阴阳兼治。临证中常用于治疗感冒、更年期综合征、失眠、偏头痛、肺炎、胸膜炎、带状疱疹、颈椎病、早期肝硬化、过敏性鼻炎、荨麻疹等辨证符合本方证病机者,以之加减治疗,多获佳效。

"伤寒,十三日不解,胸胁满而呕,日晡所发潮热,已而微利,此本柴胡证,下之以不得利,今反利者,知医以丸药下之,此非其治也。潮热者,实也,先宜服小柴胡汤以解外,后以柴胡加芒硝汤主之"(104)。柴胡加芒硝汤即小柴胡汤加芒硝,同大柴胡汤类似,柴胡加芒硝汤除小柴胡汤证外,亦有阳明里实之兼证,但与大柴胡汤不同之处在于此证阳明里实较轻而有正气受伤,故仅以原小柴胡汤剂量三分之一再加二两(6 g)芒硝以去里实,保留人参、炙甘草以顾护正气。临证可用于小柴胡汤证兼见阳明里热,正气较虚而里实不甚者。

"伤寒五六日,已发汗而复下之,胸胁满微结,小便不利,渴而不呕,但头汗出,往来寒热,心烦者,此为未解也,柴胡桂枝干姜汤主之"(147)。柴胡桂枝干姜汤为小柴胡汤去人参、半夏、大枣、生姜,加桂枝、牡蛎、瓜蒌根、干姜而成。其病机为邪气结于胁下,阻碍三焦运行水液,决渎失司,津液不布,停为水饮。主治柴胡证兼见水饮内停如小便不利,或渴而不呕,或但头汗出等症。我临证多用于急慢性肝炎、肝硬化、慢性胆囊炎、糖尿病、肺源性心脏病、前列腺炎、输尿管结石等疾病,屡屡获效。

"伤寒八九日,下之,胸满烦惊,小便不利,谵语,一身尽重,不可转侧者,柴胡加龙骨牡蛎汤主之"(107)。柴胡龙骨牡蛎汤为小柴胡汤去甘草,加龙骨、牡蛎、桂枝、茯苓、铅丹(以磁石代)、大黄而成。主治柴胡证兼见烦躁惊狂或见谵语。其病机为本虚标实,邪结胁下,两胁为少阳经循行部,邪入少阳,肝失疏泄,气郁失达,郁而化热为其标,其本乃因患者本身心阳不足,心神易为热邪所扰,故见烦惊谵语之症。由于现代社会生活节奏加快,工作压力大,导致现在精神、神经方面疾病增多,故临证中尤喜此方,用于治疗抑郁症、焦虑症、惊恐障碍、自主神经功能紊乱、小儿抽动症、失眠、绝经前后诸症、疲劳综合征、高血压、糖尿病等疾病,疗效颇佳。

"少阴病,四逆,其人或咳,或悸,或小便不利,或腹中痛,或泻利下重者,四逆散主之"。四逆散为柴胡类方中组成最简的一张方,仅由柴胡、枳实、芍药、甘草组成。病机为少阴枢机不利,阳气郁遏在里,不能透达于四肢所致。后世之逍遥散、柴胡疏肝散皆源于此方。临证以四逆散治疗肝气不舒、阳气郁遏之疾,以手足不温或指头微寒为辨证要点,多用于治疗慢性肝炎、肝纤维化、胆囊炎、抑郁焦虑状态、失眠、痛经、更年期综合征、阳痿、乳腺增生、甲状腺结节等辨证为气结阳郁的疾病。若兼见脾虚之证,则以逍遥散治之;若兼见胸胁胀痛者,则以柴胡疏肝散治之。

总之,柴胡剂在临床中应用广泛,临证时须谨守邪在半表半里间的病机,辨病与辨证相结合,切中病机,深入理解仲景遣方用药之规律,灵活选用柴胡类方,方能获得良好的疗效。

(整理:施维群)

三、温阳利水与育阴利水的平衡治疗

肝硬化腹水是肝硬化病程进展的常见并发症,多由慢性肝病转化而来,一旦形成,便是邪实正虚状态,其病机可归纳为"瘀""虚"两端。临证中治标当调肺、脾两脏气机以利水,兼以行气活血法消滞化瘀;治本当辨阳损阴亏以定温补养阴之法。习惯处方多以葶苈大枣泻肺汤、泻白散、苓桂术甘汤、血府逐瘀汤、柴胡疏肝散、真武汤、芪灵合剂、附桂八味地黄汤、二至丸等方加减组合遣用。同时,内外结合之用如脐透消臌贴及个体化指导患者改善生活方式及心理调节的特色治疗,全面兼顾,缓图以功,提高肝硬化腹水的治疗疗效。这里着重谈谈温阳化水、育阴利水的问题。

肝硬化腹水是失代偿期肝硬化常见且严重的并发症之一,50%～60%肝硬化患者在确诊10年内出现腹水,腹水后一年病死率为15%,五年病死率高达44%。目前现代医学通过限制水钠摄入、利尿、补充白蛋白、腹腔穿刺放液等对症、支持治疗,虽然能短期缓解症状,但复发率高,容易诱发低钾血症、肝肾综合征、肝性脑病等并发症,而中医药对促进腹水消退和预防复发等方面疗效显著,有一定的优势。

那么,对肝硬化腹水的中医治疗的理论指导来说,肝硬化腹水乃是邪实正虚状态,实则水停瘀结,虚则阳损阴伤。有从虚实之辨而为之,但从其冗长的病史来说,主要以虚为主。首先,其病名首见于《素问·腹中论》:"有病心腹满,旦食则不能暮食,此为何病? 岐伯对曰,名为臌胀。"《灵枢·水胀》述其候为"腹胀身皆大,大与肤胀等也,色苍黄,腹筋起"。臌胀所成,或因酒食不节、虫毒感染、情志刺激等因素诱发,或因肝著、积聚、黄疸等转化继发,致使肝、脾、肾俱损或功能失调,日久气血搏结,水湿内停而为病。病在肝、脾,肝失疏泄,脾失健运,互为相因,气滞湿阻,清浊相混,此时以实为主;进而湿浊内蕴中焦,阻滞气机,既可郁而化热,致水热蕴结,亦可因湿从寒化,出现水湿困脾之候;日久气血凝滞,脉络壅塞,瘀结而水留更甚。病久及肾,肾气虚衰,开阖失司,则正虚水停,故后期以虚为主。肝、脾、肾三脏俱虚,气滞、水停、血瘀三者错杂,壅结于腹,胀满日重,邪愈盛而正愈虚,本虚标实,错综复杂,乃四大顽症之一。

临证抓住"虚""瘀"两端,防止"瘀""虚"两者进一步相互影响,因果恶性循环,是阻断臌胀进一步发展恶化的关键。正虚无外乎"阴""阳"二端,阳虚者温阳化水,阴虚者育阴利水。扶正与祛邪两者若能持久平衡,时时辨别标本缓急,攻补兼施,守法守方而适度变方,是巧妙之举。

1. 治标当辨气血水之偏重

（1）调气利水消胀

崇吴鞠通在《温病条辨·治血论》中指出:"善治水者,不治水而治气也"。故治标者,当重调气利水以消胀。

（2）宣肺降气行水

利用肺气的宣发和肃降两种气机功能，顺其特性，泻肺降气、开降肺气、平泻肺气……更以提壶揭盖，开上源以利下流之法治水饮诸证。

（3）行气化瘀祛实邪

肝硬化腹水乃气、水、血三者交结错杂水停，为主要表现。《临证指南医案》言："经几年宿病，初为气结在经，久则血伤，病必在络"。气滞、血瘀之标实多从疏肝行气之品衍生。方选柴胡疏肝散、逍遥丸、四逆散、柴胡龙骨牡蛎汤等。若见情志不舒，郁郁寡欢者，梅花、合欢花、三七花组成的三花饮调适每每见效。

依据唐容川《血证论》之观点："旧血不去，则新血断然不生，瘀血之去，则新血日生。"瘀血已成活血之法紧跟，此乃肝硬化腹水治疗不可或缺的。血瘀之象重者，方选血府逐瘀汤、桃红四物汤之辈，更喜用三七一药，功善祛瘀，又可止血，有止血不留瘀、化瘀不伤正的特点。此类为双向调节之品，现代医学似乎难以理解。

记得有一次到某中医院病区会诊查房，患者为乙型肝炎肝硬化失代偿，上消化道出血，刚做过胃镜套扎止血治疗。主诉为胸部疼痛，心情烦躁，失眠易怒，舌质紫暗，舌边瘀斑，舌下脉络青紫迂曲，脉弦细。辨证为积聚，肝血瘀阻证，方予血府逐瘀汤加减，4剂。当我开完处方，经管医生在旁沉默不语，眉头皱起，于是我问："你是不是有顾虑？"她如实点点头道"现在用此方会不会引起出血或加重出血？患者刚刚内镜下治疗第二天。"我说："应该不会！我们抛开西医思维不说，这个患者的中医辨证有无异议？""没有。与我们之前的辨证分型一致，从患者现在的症状、舌苔脉象看，血瘀证也没问题。""那就好了，不要说现在患者没有出血，即便是出血了，血瘀出血也应该化瘀止血，对不对？服药后再观察吧！"一句"服药后再观察"，背后是几十年丰富临床经验的支撑。果不其然，患者喝完不仅没有出血，而且胸痛也较前缓解，我予以前方再续服4剂。瘀血除，新血生，出血止。大道是中西医虽然思维方式不同，但在治疗抢救患者上不能分家，更不能对立，或相互掣肘，而是要有机结合，互相补充。从不同的医学角度审视疾病，既重视病因和局部病理改变，又着眼整体观念，辨证论治才能在临床上获得更好的疗效！

2. 治本当辨脏腑阴阳以利水

（1）健脾益气以化饮

紧扣其转输津液途径，一则上输于肺，通过肺气宣降输布全身；二则向四周布散以发挥其滋养濡润脏腑的作用，所谓"中央土以灌四旁"。《素问·至真要大论》言："诸湿肿满，皆属于脾"。《医学衷中参西录·论肝病治法》言："欲治肝者，原当升脾降胃，培养中宫，俾中宫气化敦厚，以听肝木之自理。"健脾益气之品振奋脾阳以助化饮之剂，苓桂术甘汤、五苓散、实脾散等不失为佳。

（2）分辨阴阳责之于肾

《素问·逆调论》认为"肾者水藏，主津液"。无论水饮经脾运化输布、肺气肃降，皆下归于肾，肾气蒸腾气化，其清者经脾达肺，浊者留而为尿，肾气冲和，气化得当，则开阖有度，人体水液平衡得以维持。故以下重点探究肾之阴阳调适。

1）温肾阳以化水：肝硬化腹水病久及肾，肾火虚衰，不但无力温助脾阳，蒸化水湿，且开阖失司，气化不利，以致水湿内停于腹中。清末著名伤寒学家郑钦安云："阳气弱一分，阴自盛一分，此一定之至理也。"阳虚者，治宜温补脾肾，化气行水，症见腹大胀满，形似蛙腹，朝宽暮急，神倦怯寒，肢冷浮肿，腰膝酸软，舌淡胖嫩，边有齿印，苔淡白，尺脉沉迟。我临证中对于阳虚不著者，多以自拟芪灵合剂（黄芪、淫羊藿）以平补肾阳；若畏寒等阳虚之象明显者，治以金匮肾气丸、济生肾气丸、真武汤、四逆汤加减。阳气根于阴，无阴则阳无以生，阳虚臌胀益乎温阳，但若单补阳而不顾阴，一者阳无以化，二者温燥伤阴，邪水未祛反伤真阴而成阴虚鼓胀，故在温阳时配以熟地黄、茱萸肉、白芍以阴中求阳，且温阳药得养阴药之滋养而减其温燥之性，可获奇效。

2）滋肾阴以利水：古今之文献，治疗水饮病以肾阳虚论述者为多，而对兼阴虚水停者则重视不足，更有滋阴助湿之误解。的确在会诊过程中也有一些中西医结合的医者问我，"这个剂量的养阴药会增加腹水量吧？"殊不知，按中医理论，肾阴、肾阳对立统一，互根互用，阴虚有热亦能出现小便不利而成腹水、水肿诸证。《医宗金鉴·删补名医方论》指出："精者属癸，阴水者，静而不走，为肾之体；溺者属壬，阳水也，动而不居，为肾之用。是以肾主五液，若阴水不守，则真水不足，阳水不流，则邪水泛行。"阴水即人体真阴，乃脏腑成形的物质基础；而阳水则是经肾排泄或重吸收的机体代谢循环之水液，乃肾生理功能的体现。若肾阴不足，真阴亏虚无以制阳，相火偏亢，其功能活动必然受到影响，阳水停滞潴留于腹中而成邪水。若治以育阴滋肾，肾阴得复，相火潜藏守位，肾主水之用如常，开阖有度，则阳水复行，邪水自去，即所谓育阴利水之法。

此证本虚为阴虚，标实腹水又为阴邪，或攻下以逐水，或燥湿以利水，皆会导致水利而阴伤之困境；若滋阴以治本，又恐滋腻碍胃助湿，使腹水难消。张景岳论治湿证言"阴虚者，只宜壮水，真水既行，则邪湿无所容也"。遵仲景之法度，有阴虚证则以滋阴之法治疗，临证以二至丸或六味地黄丸为滋肾阴之基础，主张用女贞子、墨旱莲、石斛、麦冬、桑椹、生地黄、北沙参、枸杞子等养而不腻之品；若病久耗气而成气阴两虚者，症见神疲乏力，面色萎黄，气短懒言，口干少饮，知饥不能纳，舌质红少苔，脉细弱者，则合增液汤以滋阴润燥，再加党参、黄芪、太子参之辈以补肺脾之气；若水湿郁久化热而成阴虚内热之象，症见五心烦热，夜间尤甚或长期低热，口干口苦，齿衄鼻衄，小便短赤，舌红少苔，脉细数或细弦者，临证遣方多合青蒿鳖甲汤以滋阴清热，养阴而不留邪，清热而不伤阴；若真阴耗伤已甚，可酌情选用鳖甲、龟甲、阿胶、熟地黄等滋养肝肾之阴，但须配伍砂仁、木香、陈皮等醒脾之品以防脾胃运化功能呆滞，寓阳中求阴之意。

（3）攻补兼施，平调阴阳

作为人身乃一小宇宙的环境，生命现象的本质是阴阳的动态平衡。气血、阴阳失衡是疾病发生的基本原理,阴平阳秘是保证正常生命活动的基本条件。在治疗肝硬化腹水时,切忌急于取效者,见水则攻水,见瘀则破血。或许初时确能有效,然屡以逐水下血之品治之,猛攻伤正,终致腹水不消反重,此正气一再衰败,阴阳衰竭,误治也。正治者,当攻补兼施,以平为期:攻者我不赞成峻下逐水、破血之品,如甘遂、大戟、商陆、牵牛子、水蛭、虻虫、斑蝥等,临证必要者以葶苈子攻逐水饮,亦须注意衰其大半而止,勿孟浪从事以致正气大伤;阴阳互根,无阴则阳无以生,无阳则阴无以化,故在温阳时配以熟地黄、茱萸肉以阴中求阳;育阴中亦不忘配伍桂枝、干姜、阳春砂等以阳中求阴,使阳气通达,水气得化。临证时多以芪灵合剂、二至丸、六味地黄丸以平补阴阳。

3. 分阶段而治,中病即止

肝硬化腹水的治疗目的在于缓解症状,阻止病情继续发展,防止出现黄疸、出血、神昏等危候,其治疗取效较慢,非朝夕可为。对于病程尚短,正气尚未过度消耗,腹胀明显,尿少,脉实有力者,可酌情使用逐水法,以缓其苦急,但需遵循"衰其大半而止"的原则,中病即止;若病延至后期,正虚邪实,腹水不退,见脉沉细者,当以健脾益气,顾护正气为主,少佐利水化瘀之品,谨防病情进展以至发热、大出血甚则昏迷;若治疗得当,腹水消退,仍应兼顾益气活血以避免腹水再发。其病根在肝、脾,故疏肝健脾法当全程介入。

4. 药食并举,调摄生活

肝硬化腹水除药物治疗外,饮食、起居、情志的调理亦是治疗中不可或缺的一部分。《沈氏尊生书·肿胀源流》云:"先令却盐味,厚衣衾,断妄想,禁忿怒。"临床根据患者体质、病因、病程、症状等个体化指导调整生活方式,有时甚至重于治疗。他认为低盐软食、适量补充蛋白质、保持充足的睡眠时间对肝硬化腹水患者是最基础的要求;若出现低蛋白血症且不合并肝性脑病患者,可于睡前2小时进食1个鸡蛋;对病情稳定的患者不应过分强调休息,鼓励患者进行适当运动以提高免疫力和耐受力;患者日常可以通过测量体重及腹围的变化并以此简单判断腹水情况。

肝主情志,藏神之所,肝硬化腹水患者除了要面临病情发作和恶化的危险外,还有长期治疗带来沉重的经济负担,易使患者产生压抑、焦虑、人际关系敏感、孤独、恐惧等一系列心理问题,不良的心理状态影响着机体的神经免疫调节功能,减弱机体的防御能力,进而延缓疾病康复甚至造成疾病恶化。这时,在治疗过程中,指导患者进行认知和冥想等训练,适当予以心理咨询辅导,对患者克服担忧、害怕的情绪,维护良好的心态有利于药物的吸收,从而发挥最大的药效。

(整理:陈诗琦 施维群)

四、 慢性乙型肝炎的阴阳平衡调补法体验

"阴阳学说"是中医学中最重要的组成部分之一,是中医药所特有的一种思维方法。《素问·阴阳应象大论》说:"阴阳者,天地之道也,万物之纲纪,变化之父母,生杀之本始,神明之府也。"阴阳学说被广泛用来阐释人体的生命活动、疾病的病因和病理变化,并指导疾病的诊断和防治。现代医学同样认识到了机体内环境存在的动态平衡是健康的基本保证,当这种动态平衡被打破时,就会导致疾病的产生。所以说,中医的阴阳与现代医学的免疫有着十分相似之处。这是我对乙型肝炎、肝纤维化诊治的认识基础。

慢性乙型肝炎是由于持续性感染乙型肝炎病毒(hepatitis B virus,HBV)引起的肝脏慢性炎症性疾病,是一种具有隐匿性、进展性及复杂性的传染病。中医多认为慢性乙型肝炎是由于湿热疫毒之邪内侵,当人体正气不足无力抗邪时,常因外感、情志、饮食、劳倦而诱发本病。病机特点是湿热疫毒隐伏血分,常可引发"湿热蕴结证";因肝主疏泄、喜条达,如若情志不畅即可引发"肝郁气滞证";因"肝病传脾"或"湿疫伤脾",即可导致"肝郁脾虚证";因"肝肾同源",或热毒伤阴,或郁久化火伤阴,皆可导致"肝肾阴虚证";因"肝体阴用阳",久病"阴损及阳"而克脾伤肾,即可导致"脾肾阴虚证";因气血失调,久病致瘀,入络即可导致"瘀血阻络证"。本病的病位主要在肝,常多涉及脾、肾两脏及胆、胃、三焦等腑。病性属本虚标实、虚实夹杂。由于本病的病因、病机、病位、病性复杂多变,病情交错难愈,故应辨明"湿、热、瘀、毒之邪实"与"肝、脾、肾之正虚"两者之间的关系。由于慢性乙型肝炎可以迁延数年甚至数十年,治疗时应注意平衡扶正与祛邪的关系,这是调整阴阳平衡的重要手段之一。

"阴平阳秘,精神乃治"。"阴平阳秘"是一种健康状态,阴阳两气在一定范围内波动属于正常,一旦超出这个范围便是异常,但仍然处在潜在的似病非病的过渡时期,称之为病理性体质,也就是人们常说的亚健康状态。相当一部分乙型肝炎病毒携带者貌似健康,其实已经存在肝脏炎症的病变。因为症状比较隐匿,不易觉察,但并不是完全健康的状态,一旦机体抵抗力下降,有复感外邪的诱因,极有可能引起乙型肝炎的发作。有研究发现,慢性乙型肝炎病毒携带者及慢性肝炎轻度患者常常存在不同程度的肝脏炎症和纤维化,需要采取积极的干预治疗。乙型肝炎病毒携带者的中医辨证、体质分型后的中医调理以肝脾肾治疗为主,其实是充满着治未病的学术思想。乙型肝炎病毒携带者散在分布于中医"治未病"中的各阶段。治疗时,可以从不同体质入手,调整人体的阴阳平衡,充分发挥"治未病"的各种方法,将辨体论治与辨证论治相结合,从而达到未病先防、既病防变的目的。

慢性乙型肝炎的产生与人体脏腑、经络之气血阴阳失调密切相关,临证中倡导内治之法当"谨察阴阳所在而调之,以平为期"。从调整人体的阴阳平衡着手治疗慢性乙型肝炎患者,

在动态了解慢性乙型肝炎患者的中医体质证候、观察它们的免疫功能状况后,寻求它们之间的相关性,这对于认识慢性乙型肝炎患者的致病机制乃至易感人群的预防和治疗,都有积极意义。

1. 补脾肾以滋元阴元阳

人体生命活动全赖肾之元阴元阳的相互维系和推动。肾者水火之宅也,为脏腑阴阳之本,生命之源。《难经·八难》曰:"诸十二经脉者,皆系于生气之原。所谓生气之原者,谓十二经之根本也,谓肾间动气也,此五脏六腑之本,十二经脉之根,呼吸之门,三焦之原。"五脏六腑之阴,非肾阴不能滋助;五脏六腑之阳,非肾阳不能温养。因此肾阴为全身诸阴之本,肾阳为全身诸阳之根。若肾阴和肾阳的动态平衡遭到破坏,将最终导致人体正气虚衰和疾病的发生。慢性乙型肝炎的发病关键在于人体正气虚衰,不足以抗御外邪,导致疫毒侵袭而发病,正所谓"邪之所凑,其气必虚"。正气亏虚虽与肾密切相关,肾为先天元气之根,然元气须依赖后天水谷精微之补充和滋养。《景岳全书·杂证谟·脾胃》中即有"凡先天之有不足者,但得后天培养之功,则补天之力,亦可居其强半。"

治疗慢性乙型病毒性肝炎扶正之法在于调补脾肾,以平衡肾之元阴、元阳为要。我们以自拟协定方芪灵合剂为例,方中黄芪、淫羊藿为调补脾肾之基础药对,淫羊藿温肾阳,黄芪补后天以滋先天。阳气根于阴,阴气根于阳;于阴中求阳,阳中求阴,临床当随症加减,以阴阳调和为期。肾阴虚者加用二至丸、枸杞子、生地黄、龟板等调补肾阴之品;阴虚日久,内必有虚热,故当佐以青蒿、鳖甲、知母、黄柏等退虚热之药。肾阳虚者可选用附子、肉桂、仙茅、巴戟天等温补肾阳之品。阴阳两虚者用二仙汤、金匮肾气丸之类调和肾之阴阳。脾虚甚者加用四君子汤、补中益气汤、黄芪建中汤之类。

2. 祛邪毒以和阴阳

湿热蕴结是慢性乙型肝炎的基础证型。湿与热互结,具有如油入面、缠绵难分、易于弥漫、盘根于气分、浸淫于血分的特点。湿为阴邪易伤人体之真阳,热为阳邪易耗伤人体之真阴,湿热蕴结日久最易导致人体脏腑气血阴阳失调,即张子和所谓的"论病首重邪气,治病必先祛邪"。临证中当谨守病机,将清热解毒利湿之法贯穿于治疗全程,使湿化热清,病邪得祛,人体脏腑气血阴阳则渐趋平衡。临床在运用清热除湿法时,必须掌握好辨证要点,辨明湿与热的偏盛和消长变化,随症加减,方能获佳效。

慢性乙型肝炎由于病情迁延达数十年之久,故患者多为本虚标实,应用苦寒之剂时,药味不宜过多,时间不宜过久,病退即止,以防苦寒败胃。热甚者选用苦参、石见穿、半边莲、半枝莲、白花蛇舌草、马鞭草、重楼等苦寒清热解毒利湿之品为主,并酌情佐以健脾化湿、芳香化湿、淡渗利湿之品;湿甚者在用半夏、苍术、白术、扁豆、厚朴等健脾化湿药的基础上酌情选用藿香、紫苏梗、石菖蒲、砂仁等芳香化湿药和茯苓、猪苓、泽泻、车前子、金钱草等淡渗利湿药,另可酌情佐以黄芩、黄连等苦寒清热解毒利湿之品;湿热并重者当清热解毒、祛湿并重,清热毒而不碍湿,祛湿邪而不助热,如此治疗则使湿热得除,阴阳自调,顽疾亦得解也。

3. 调肝肺之气机以和阴阳

调节肝肺之气机为平衡人体脏腑气血阴阳之枢纽所在。《素问·阴阳应象大论》曰:"左右者,阴阳之道路也",而"肝生于左,肺藏于右",是故肝肺者,阴阳之道路交通也。肝之正常升发,肺之正常肃降,关系到人体气机的升降运动,其为气机升降之枢纽。叶天士云:"人身气机合乎天地自然,肝从左而升,肺从右而降,升降得宜,则气机舒展。"肝、肺两脏不仅在气机调节方面关系密切,而且经络相连,足厥阴肝经分支从肝分出,穿过膈肌,向上注入肺中,交于手太阴肺经。肺主气,手太阴肺经为十二经气血运行的起点;肝主藏血,足厥阴肝经为十二经气血运行的终点。因此,肝、肺两经与人体十二经脉气血运行变化密切相关。肝、肺气机升降失常,则脏腑气血阴阳失调,引起脾胃功能失常,导致脾气不升、胃失和降或腑气不通等证。故此临证之时,当详察细辨,对证治之。

临证中选用柴胡、郁金、香附、枳壳、厚朴、佛手等作为调节肝、肺气机之基础药。肝、肺之气机失调常导致大便闭塞不通,当选用大黄、枳实、厚朴、瓜蒌仁等行气导滞、润肠通便之药,盖肺与大肠相表里,腑气通则气机调和也。肝为体阴而用阳之脏,具体用药时切忌过用辛香燥烈之品,尤其病程长者,为防止肝阴亏损,当酌情选择芍药、生地黄、甘草、五味子等酸甘之药,此即柴胡疏肝散、四逆散之意也。肝木克脾土常导致脾胃功能失常,宜选用半夏、陈皮、苍术、白术、山药、鸡内金、神曲等健脾和胃之药,与此同时酌加沙参、麦冬、石斛、玉竹、薄荷等养阴清肺、疏肝之品,此为一贯煎养阴柔肝、佐金以平木之要旨也。肝失调达,日久则气滞血瘀,故调肝肺之气机的同时应适当选用当归、穿山甲、三七、丹参、赤芍、延胡索、乳香、三棱、莪术等活血化瘀行气止痛之药,此乃王清任立血府逐瘀汤治诸疾之本义,盖气血畅通则阴阳调和,百病自除也!

"阴平阳秘,精神乃治,阴阳离决,精气乃绝。"阴阳之间的动态平衡如果遭到破坏,将会导致人体正气虚衰和疾病发生。治病必求于本,在治疗中应以求平衡为要务,在慢性乙型肝炎的治疗过程中尤应如此。现代医学和中医学在治疗方面理念和方法截然不同。中医学治疗乙型肝炎时强调扶正祛邪,调整脏腑阴阳气血;现代医学治疗乙型肝炎时则以祛邪为主,力求清除病毒或抑制病毒复制为主,虽强调免疫的重要性,但临床更多的还是使用核苷(酸)类似物或干扰素等抗病毒药物为主,对于患者自身免疫功能的内环境影响即扶正方面比较欠缺。一旦当患者对抗病毒药物出现应答不理想时,或抗病毒治疗的持续年限漫长,不良反应及病毒变异耐药等问题比较棘手。在此基础上,若能将抗病毒药物与具有调补阴阳作用的中药联合,有可能会极大地提高慢性乙型肝炎的治疗疗效,改善患者的生活质量,乃至缩短抗病毒的疗程。

慢性乙型肝炎讲究调治,当谨察阴阳,以平为期,使人体的阴阳处于相对平衡位置,以阴阳偏衰偏盛判定扶正抑或祛邪。慢性乙型肝炎患者的中医体质证候及正邪情况,应是动态过程,在服用抗病药的基础上,原先的阴阳气血平衡被打破,暂时的稳态出现偏颇,这是显而易见的。调和的中药登场干预,临证上根据患者阴阳偏胜及气血亏虚情况灵活加减运用,对慢性乙型肝炎患者重构免疫平衡有重要意义。

　　慢性乙型肝炎病毒携带者的治疗以免疫耐受状态的为特点,根据"正虚邪实"的病机,得出最主要的治法为以扶正之法,调补脾肾,平衡肾之元阴、元阳,故结合数十年临床经验并不断优化拟定了芪灵合剂。通过对70例肾虚型慢性乙型肝炎病毒携带者进行分组对照治疗,利用现代医学的检测技术来评估其临床疗效及安全性,就慢性乙型肝炎的治疗来说,颇有"治未病"的含义。芪灵合剂全方组成契合慢性乙型肝炎病毒携带者的"正气亏虚,尤以肾气不足"的核心病机,扶正补肾,先后天并重,主次有序,轻重得宜,共同发挥扶正补肾健脾之功效。

　　我们对中医药治疗慢性乙型肝炎的文献进行过统计和评价,观察到慢性乙型肝炎中医证型以肝郁脾虚、肝肾阴虚、肝郁气滞、湿热中阻、脾肾阳虚居多,其中肝郁脾虚占总病例数19.60%。但从自然史来看,我国的慢性乙型肝炎多为婴幼儿期感染,存在先天不足而形成慢性化。免疫功能低下或不全者接触乙型肝炎病毒后,可表现为不发病,但又不能主动清除病毒,使病毒与机体处于共存状态。目前中医界对慢性乙型肝炎病毒携带的病因认识基本集中在疫毒入侵与正气亏虚两方面,基本病机多为"正邪交争"或"正虚邪恋"。机体免疫功能低下实属正气不足,肾为先天之本,元气和卫气均源于肾,而正气不足实为肾虚,故肾虚是慢性乙型肝炎致病的根本基础。以黄芪、淫羊藿为调补脾肾之基础药对,淫羊藿温肾阳,黄芪补后天以滋先天往往能取得良好疗效。当肾气不足为甚,不足以抗御外邪,导致疫毒侵袭,迁延不愈,"邪毒内侵,肝失疏泄,肾虚邪伏"为其主要病机,治则应以扶正之法为主,重在补肾健脾,扶正祛邪,使阴平阳秘。

　　结合多年临床经验,以主要病机为基点,我们归纳出二至和肝方的治疗方法,其调节机体免疫机制,改善免疫功能,是真正的中西医结合疗法。在恩替卡韦等抗病毒时,体现出调节免疫与抗病毒并重的原则。方中女贞子、墨旱莲滋补肝肾为君药。牡丹皮清热凉血,活血散瘀;柴胡、郁金疏肝解郁,以顺其调达之性,当归、白芍柔肝敛阴,补肝体而能和肝用,共为臣药。扯根菜清热解毒为佐使药。方中诸药肝肾同调,扶正祛邪,立法周全,组方严谨,共奏疏肝补肾祛邪之功。女贞子、墨旱莲是二至丸的组成药物。《医方解集》曰:"二至丸,补腰膝,壮筋骨,强阴肾,乌髭发"。现代研究二至丸的有效成分,如齐墩果酸、女贞子多糖、墨旱莲总黄酮等具有保肝降酶、抗肝纤维化、调节机体免疫功能的作用。柴胡、白芍作为柴胡疏肝散的核心药对,使肝得用亦得养,其对肝脏的保护作用强于单味药。二至和肝方作为疏肝补肾,扶正祛邪的方药,在构建或重建机体免疫平衡方面功不可没。从研究结果看,服用二至和肝方的临床症状改善比率明显高于单用恩替卡韦组。这些症状往往是慢性炎症缠绵、纤维化进展的外候之信号。二至和肝方对临床症状的减轻和改善可间接反映肝脏炎症减轻、肝功能好转、病毒水平降低,是阴阳平衡的评价指标之一。

　　补肾健脾清透颗粒方也是遵循阴平阳秘、补肾健脾原则进行临床探索的。结合王琦的中医体质分型,选取肾虚型、HBeAg阳性的慢性乙型肝炎病毒携带者,认为其核心病机主要为先天肾气不足,后天失养,外感湿热疫毒之邪,致正虚邪实,两者相互影响,相互促进,导致疾病缠绵难愈。对于慢性乙型肝炎病毒携带者的特殊病机,主要的治疗原则应为补肾健脾,清热解毒。基于以上认识及临床积累拟定的治疗肾虚型的慢性乙型肝炎病毒携带者的经验方——补肾健脾清透颗粒,方中菟丝子、女贞子、旱莲草、淫羊藿为补肾药物,共为君药。针对乙型肝炎病毒携带者的肾虚体质,补益先天之肾气,鼓邪外出,白术、茯苓健脾利湿和虎杖、叶下珠清热解毒为臣药。柴胡合白芍疏肝柔肝、桃仁活血化瘀为佐药。甘草调和诸药为使药。全方组成针对慢性乙型肝炎病毒携带者的病机,君、臣、佐、使合理配伍,补先天益后天,虚实兼治,共奏补肾健脾,清透解毒之功。

经过十几年的临床摸索,我们的认识不断提高,现代医学的机体免疫功能低下实属正气不足,肾为先天之本,元气和卫气均源于肾,此时正气不足与肾虚密切,故肾虚是慢性乙型肝炎致病的根本基础。我们利用扶正理念,实践慢性乙型肝炎病毒携带者和慢性乙型肝炎的治疗。将调补脾肾,以平衡肾之元阴、元阳作为扶正之法之要。临证常以黄芪、淫羊藿、女贞子、旱莲草为调补之基础药对,先后天滋养、肝肾脾共调,其正是充实肾精肾气可能是提高机体免疫功能,清除和(或)抑制乙型肝炎病毒,促使病情改善和恢复的有效途径。

（整理:施维群 倪 伟）

五、 疏肝为要的通络法与肝肿瘤治疗

肝癌是临床常见的恶性肿瘤之一，其发病率和病死率均较高，严重危害人们的身体健康。肝癌一病在古代医书中并无明确记载，但根据其症状、体征和成因，《灵枢》《难经》等历代中医专著中均有类似描述，属"肝积""积聚""癥瘕""臌胀""黄疸"等范畴。近年来随着肝癌的发病率增长，各医家对其的诊治也开始重视，论述逐渐丰富。循证医学证明，活血化瘀法的行气血、化瘀滞、通经络，能改善肝脏的血液灌流与微循环，可以减轻肝细胞炎症，促进肝细胞再生、防止和逆转肝纤维化等。而这些方法与"病在血，调之络"（《素问》）的治疗法则颇为相通。先贤经验认为"治肝必治络"的主张对治疗各类肿瘤，特别是肝癌是可行的。

络病理论自《灵枢》首次明确提出"络脉"的概念以来，历代医家均有不断地创新与发展。《黄帝内经》中提到的络病主要有"络脉绌急""络邪传经""络脉损伤"。络脉绌急，即寒邪客于络脉，引起络脉拘急、收引状态，表现为卒然疼痛。《素问·举痛论》曰："脉寒则缩蜷，缩蜷则脉绌急，绌急则外引小络，故卒然而痛。"络邪传经即"是故虚邪之中人也，始于皮肤，皮肤缓则腠理开，开则邪从毛发入，入则抵深，深则毛发立，毛发立则淅然，故皮肤痛。留而不去，则传舍于络脉，在络之时，痛于肌肉，其痛之时息，大经乃代。留而不去，传舍于经，在经之时……"（《灵枢·百病始生》）。此指出六淫外邪伤人致病，先犯络脉，由络传经的病理过程。

还有论络病治法，如《素问·调经论》曰："病在脉，调之血，病在血，调之络"，启发了后世络病治血、活血化瘀等的运用。《素问·三部九候论》曰："经病者治其经，孙络病者治其孙络血，血病身有痛者治其经络。其病者在奇邪，奇邪之脉则缪刺之，留瘦不移，节而刺之。上实下虚，切而从之，索其结络脉，刺其出血，以见通之"，指导后世治络病中"通"法的发挥。张仲景在《伤寒杂病论》中提出"脉络"，从而创立通络之方药，开辟了络病治疗的先河。虽然他在"络病证治"方面的论述不多，但在治疗方药方面却多有发挥。《金匮要略》中大黄䗪虫丸、鳖甲煎丸、抵当汤、下瘀血汤、土瓜根散等6方均应用动物药，特别是虫类活血化瘀通络药，至今使用较多。旋覆花汤被后世尊为治络病祖方，见于"肝著，其人常欲蹈其胸上，先未苦时，但欲饮热，旋覆花汤主之"（《金匮要略》）。"常欲蹈其胸上"是形容胸中窒闷难忍之状，可见于现代的冠心病心绞痛发作时，乃络脉瘀滞不通所致。该方用药特点体现辛温通络、活血通络、祛痰通络等大法，为后世治络病所常用。虫类药通络为络病的重要治法。

真正的通络法创新要数清代医家叶天士。温病学的发展重视了络病后，其诊治才有创新的机缘。叶天士在《临证指南医案》中提出了"久病入络""久痛入络"之说，并创辛味通络等治法，发展了络病治疗方药，根据内伤疑难杂病的病机，叶天士继而又提出络病的成因有"血伤之络""瘀热入络""痰火阻络""内风袭络""阴邪聚络""寒邪入络"等。他认为邪气入侵

人体的传变途径"由经脉继及络脉""大凡经主气,络主血,久病血瘀""初病气结在经,久则血伤入络""经年宿病,病必在络"等揭示疾病发展至后期导致络病。这些不仅对温热病,而且对日久不愈的现代难治性疾病包括肿瘤,也有着重要的参考价值。

叶天士记载了络病常见病证,如癥积、痹证、中风、虚劳、痛证等,并列举了种种络病表现,有助于我们认识络病。治疗络病需分寒热、虚实、浅深,且不能只用活血通络药,他还将通络法与单纯活血化瘀法区别开来。用药上,一方面是入络专长的药物,如辛味入络、虫药入络等;另一方面通络治疗配合其他治疗也是必需的。1979年以来,国内经过诸多专家的共同努力,共同传承创新发展,络病研究不断取得较大的进展和成果,在一些重大难治性疾病的治疗中显示出了很好的效果,《络病学》专著的问世就证明了这一点。

我从事中医肝病研究几十年,深知肝脏在人体生理病理方面的重要性。肝主疏泄,是维持全身气机疏通畅达功能,畅达、舒展、调达、宣散、梳理等综合生理功能确保人体气机之畅通,"病在血,调之络"何等重要!肝的藏血功能,"久病必虚""久病必瘀",虚则补、瘀则通,本来就是"扶正祛邪"的原则,也涉及一个"血"字。所以,通络诸法的重要性实际上源于肝的功能。

肝主疏泄,在人体生理活动中,主要作用是疏理情志,疏调脾胃,泌排胆汁,舒畅气血,疏调水液,调节生殖等。肝主藏血,即肝有储藏和调节血量的功能,还有生血的功能。因此,《张氏医通·诸血门》说:"精不泄,归精于肝而化清血,肝主血,肝以血为治,养血足则柔,血虚则强。"肝属木,木性条达,故肝具有升发生长,生机不息之性;肝为刚藏,肝为将军之官,喜条达而恶抑郁,其性刚强,易亢易逆。肝脏还有"肝体阴,而用阳"之说法,肝的脏腑本体因属阴,肝的功能应属阳。肝主升发,升发是指肝气机运动的方向,是向人体的上方和外方运动的肝气,通过向上向外的方向参与整个人体的气机活动。那么"肝体阴用阳"同气相求,且能升发肾中元气,到达五脏六腑,故"肝气生发"是元气达到全身的一个运载的工具。肝主条畅气机,气机就是气的升降出入运动的内在机制。气的运动形式,即升降出入,当升降出入失常时,引起的病理变化就是气机失调。全身的脉络、三焦、脏腑、经络、玄府的网络功能,保证了人体气血的正常运行,也就是肝主持了气机的输运。所以说肝主气机,人体的五脏六腑在气机升降出入运动中有不同的功能,彼此协调一致,才能保持机体的平衡。如果肝失条达升发,气始于升降,则必发生气机阻滞等病症,那么络病的发生就很自然。"肝主疏泄"学说,从古到今逐渐发展完善,它经长期不断的临床实践总结以后,又指导临床。肝主疏泄的内容,其实跟"土得木而达"(《黄帝内经》)的理论息息相关,它落实了《黄帝内经》的气机升降学说。络病的治疗采用通络法。通络法的实质就是一个字"达",肝气能达络岂不通?故我认为肝肿瘤的治法重在疏肝理气通络法。以下的祛瘀、健脾、养血、化痰等通络法无不与肝相关。具体通络八法如下。

1. 疏肝理气通络法

此法以疏肝理气药为主,适用于肝癌患者的情绪紧张、恐惧,等气滞、气郁的表现,脉见弦、弦细、细弦或细弦滑等。行气药可辛香走窜入络,欲行气者务以疏肝为要;气郁日久则导致气滞血瘀,可酌情配伍牡丹皮、赤芍,甚至一些虫类药,主方以柴胡疏肝散、逍遥散等为主。

2. 活血化瘀通络法

此法针对本病脉络瘀滞的病机特点,运用活血化瘀药疏通肝络,去除瘀络积血。中医学认为肿瘤的形成与瘀血凝滞有着极为密切的关系。"肚腹结块,必有形之血",肝癌形成的病理机制其实就是瘀血凝滞的病理产物。患者胁下有积,疼痛不适,肢倦乏力,面色黧黑,形体消瘦,舌质紫暗,脉弦涩、细缓、沉滞等。主方选用复原活血汤、血府逐瘀汤等加减化裁。现代医学研究证明,活血化瘀方药能抑制肿瘤细胞,改善血液流变性和凝固性,降低血液黏度,抗凝,抑制血小板活性,促纤维蛋白溶解,抗血栓,活跃微循环,对化疗和放疗有着增效作用。

3. 益气养血通络法

此法为共施补气和养血之法,用于治疗肝癌中晚期或通过手术、放疗、化疗后,造成机体严重的消耗和损伤,正气虚弱,血液亏耗,肝络失养不利之证。患者常表现为面色不华,低热不退,右胁隐痛,累后加剧,神疲倦怠,脉沉细无力等。主方以益气养血之八珍汤、人参养荣汤等加减,但临床使用时还需辨清是气虚抑或血虚,切忌盲目误投,甚至特别注意防止"闭门留寇"之患,时时关注气行血行、气郁则血阻的生理病理状况。

4. 健脾利水通络法

此法采用健脾渗湿药及利尿通淋药,必要时配峻下逐水药外用敷脐,用于水湿痰浊结于肝络之证。对于表现为腹部胀大,按之紧绷如鼓,甚至感坚满疼痛,神疲乏力,大便溏泻,尿少等脾虚湿阻,水湿内停,渐成湿毒之证,舌质胖大嫩淡,舌苔白腻而滑,脉滑、弦滑等,以四君子汤为主方益气健脾,五苓散、五皮饮、苓桂术甘汤等利水渗湿化痰。若大量腹水,循"外治之理,即内治之理"。故予脐透消臌贴膏贴敷脐部,通达脏腑经络,以利水通络。

5. 清热解毒通络法

此法运用清热解毒药,治疗热毒内蕴之证。水湿相结,湿热壅盛,肝经络脉不通等表现为发热烦渴,胁下刺痛,黄疸加深,大便秘结,小便短赤,时有牙龈出血,舌红苔黄褐厚燥,可以用清热解毒法清解肝络热毒。中药现代研究证明,清热解毒药具有抗癌杀毒、抑制肿瘤、抗炎排毒、控制和清除肿瘤周围炎症和感染的作用,而炎症和感染往往是促使疾病恶化和发展的重要因素之一。龙胆泻肝汤、甘露消毒丹再予赤芍、川芎、白花蛇舌草、半枝莲、半边莲等,还可随症配伍养阴清热、凉血止血、泻肝平肝之品。

6. 化痰散结通络法

此法以消痰散结之品治疗痰瘀阻滞肝络之证。痰随气机升降,无处不到,肝脉阻塞,痰浊与瘀血互结的患者,常见胁下结块,质硬拒按,胸闷不舒,苔白腻,脉弦滑等。痰产生的原因很多,如因虚生痰、因热生痰、因寒生痰、因风生痰的病理产物,临床常选用二陈汤、黄连温胆汤、半夏厚朴汤等加减化裁,配伍僵蚕、地龙等虫类药,化痰活血通络。我更需择机择时运用杨栗山的升降散。

7. 养阴生津通络法

此法运用养阴生津与活血通络之品,治疗由于癌病日久,耗伤阴液,真阴不足而致瘀阻脉道等表现为五心烦热,潮热盗汗,头昏目眩,纳差食少,腹胀大,甚则呕血、便血、皮下出血,舌红少苔,脉细、细数、细弦等。随着肝癌的发展和恶化,肝肾阴虚日甚,加之营养摄入不足,严重耗伤体内阴液或放化疗的灼伤等,此时以养肝肾之阴为关键,佐以活血通络药,使脉络得以滋养和通利,同时勿忘益气、疏理,以免滋腻碍胃。

8. 温肾助阳通络法

此法由辛香温热散寒之味组成,以温补肾阳,通达脉络为主,治疗由肾阳不足,阴寒内盛而致气滞血瘀,肝络瘀阻之络病的方法。凡表现为精神萎靡,形寒肢冷,腰膝冷痛,大便溏薄,小便频数,舌淡胖,脉沉、沉细沉缓等肾阳不足,往往正气比较亏虚,气血运行不畅,又可致机体抗邪能力低下,易感邪而致病。因此,常用金匮肾气丸加减化裁,再酌情配予桂枝、丝瓜络等,取其引经通络走窜之效,共呈温肾助阳通络之功。

总的来说,肿瘤治疗以活血化瘀、清热解毒和补益滋养大概率贯穿于早、中、晚三个不同阶段,然我认为作为复杂、难治、变症繁多的慢性疾病,应在《黄帝内经》《伤寒论》的基础上,治疗有所突破,方法应有创新。络病说是个杠杆,符合中医"治未病"的原则,防病、治病、防变、防复应使得通络法有甚大的回旋之地。把握气机升降,抓住疏理关键,运用通络诸法,是有的放矢,崇尚疗效的求实之举。

(整理:施维群)

六、 以肝为中心的代谢性疾病中医瘀证说

以肝为中心的代谢性疾病成为当前的常见病、多发病,其中脂肪性肝病尤为突出。在四大病因基础上即肥胖症、慢性酒精中毒、糖尿病、高脂血症之外的高尿酸血症、高血压病、冠心病及部分甲状腺疾病等均与代谢相关脂肪性肝病(MAFLD)密切相关。这些系列性疾病,以肝细胞内脂肪沉积为特点,与胰岛素抵抗、脂质代谢紊乱、氧化应激反应等有关。以肥胖为例,四字经"汤、糖、躺、烫"的生活方式,足以揭示了暴饮暴食、过食肥甘、安逸少动、情志不舒、先天禀赋等病因,使痰热积聚于胃肠,脾虚不能运化湿浊,致痰湿浊脂滞留,日久肾虚等。既然是痰、湿(浊)、瘀,那么治疗方法和方药何以确立?中西医之间有无沟通之桥?值得探索。

以肝为中心的代谢病,病名各异,同为慢性疾病,但仍须回到以肝为主体的调节功能上来。代谢胰岛素和胰高糖素、向心性肥胖、高密度脂蛋白胆固醇、胰岛素抵抗的 2 型糖尿病、高甘油三酯、高血压、脂肪变性、非酒精性脂肪肝等无不与肝脏代谢障碍有关。中医的诸病同源和异病同治理论,可以用来诠释和探索代谢性疾病。这个新概念、新疗法的提出,应该以肝脏代谢物为主体,进行整体协调而实施。现代医学有个溶酶体移动(lysosomal motility)的理论,不妨将此作为代谢过程的关键。该理论认为,代谢过程无论是顺行转运还是逆行转运,都是人体代谢过程中的常态。倘若运转障碍、代谢物阻滞、堆积,产生的是类似中医所称的"瘀"的代谢产物。有关溶酶体的流行观念还有一个细胞自噬理论,即真核生物特有的、进化上高度保守的、依赖于溶酶体的细胞内分解的一条代谢途径。它可以清除受损的细胞器,降解糖原、脂类、蛋白质等生物大分子物质供细胞重新利用,对维持细胞内代谢平衡有重要意义。自噬是细胞对内外界环境压力变化的一种反应。正常情况下,细胞保持一种很低的、基础的自噬活性以维持自稳。当诱发因素(如细胞器受损、折叠错误及聚集的蛋白或代谢废物等)存在下,会激活自噬以稳定内环境。自噬与代谢联系密切,自噬障碍与多种代谢性疾病相关。生物大分子物质可通过自噬溶酶体途径降解为葡萄糖、游离脂肪酸及氨基酸供细胞重新利用,并提供能量。当摄入丰富的葡萄糖和脂类时,会激活自噬以降解细胞的能源贮存物,防止其大量积聚。若细胞自噬进程发生障碍,则会导致一系列代谢性疾病,当机体中糖、脂、蛋白质等精微物质化生不成熟,成为没有活性的中间代谢产物,不能参与正常新陈代谢。若细胞自噬不足,自噬溶酶体无法将中间代谢产物降解成葡萄糖、脂肪酸、氨基酸等基础营养物质以利用,积聚于体内,中医将其称为"痰"或"瘀"。以中西医结合理论探讨,细胞自噬可能与肝主疏泄的作用相关,即肝主疏泄,调畅气机。肝失疏泄,气机郁滞;气血不行,气滞血瘀和痰饮内停。

这个中医理论所描述的过程,也似乎与细胞自噬有点近乎,自噬不足→细胞代谢不能及时进行→代谢废物堆积→血液运行不畅,堆积愈盛。

中西医两者的机制如此相近,最终形成痰瘀互结,痹阻于多处脉络的病机,都可理解为溶酶体移动障碍与肝郁痰湿瘀的病理病机特点。从病因的饮食不节、劳逸失度、情志失调、久病体虚、禀赋不足到病位在肝,涉及脾、肾等,再到肝失疏泄、脾失健运、湿热内蕴、痰浊内结、瘀血阻滞等,瘀滞致病,瘀滞作祟。

我认为,治瘀作为代谢性疾病的新治疗理念,寻求中医治法的特点和疗效是可取的。中医药治疗代谢性疾病,通过多向调节作用,改善肝功能、调降血脂、阻滞肝纤维化的演变,常用治疗方法有活血通络法、健脾化痰法。

1. 活血通络方和活血通络药

脂肪肝若日久不愈,在肝郁脾虚、湿热内蕴的基础上则会加重病程,发展为肝纤维化甚至是肝硬化。活血化瘀中药在改善症状、降低生化指标、改善肝脏实质方面具有一定的优势。对于各种证型的脂肪肝均可用活血通络法贯穿其中,常用方为血府逐瘀汤、膈下逐瘀汤、大黄䗪虫丸、鳖甲煎丸、丹参饮等加减。

姜黄活血化瘀,现代研究认为其能清洗血管阻塞,分解甘油三酯,更善于把体内肥甘之陈气从大便排出。李时珍在《本草纲目》中说:"郁金入心专治血分之病,姜黄入脾兼治血中之气(肥甘不化之陈气),莪术入肝治气中之血。"

当归补血、活血、调经、止痛、润肠。研究表明,中药当归具有改善血流障碍、防治血栓性疾病的作用。有实验观察证实,当归多糖具有阻断卡介苗和脂多糖诱导的肝脏细胞损伤的作用,并可有效促进巨噬细胞产生一氧化氮及白介素1,从而达到保护肝脏的作用。

三棱破血、行气、消积、止痛。现代药理研究表明,其饮片中的乙酸乙酯、氯仿、已丁醇等提取物不仅可镇痛,还可抑制细胞增殖。三棱还具有抗血小板聚集和抗血栓作用,可降低全血黏度、红细胞沉降率和红细胞压积。

丹参活血化瘀,不仅能降低肝中的含量,还能有效抑制内源性胆固醇合成,具有促进肝细胞再生、抗肝纤维化、抗氧化的作用。

生山楂消食散积,有明显的降胆固醇和甘油三酯的作用,如降脂肪茶(丹参、山楂、决明子)。

三七又名田七,明代著名的药学家李时珍称其为"金不换",味甘、微涩、微苦,性温,归肝、胃、大肠经。《本草纲目》记载三七可"止血、散血、定痛……乃阳明厥阴血分之药"。《玉楸药解》载三七"和营止血,通脉行瘀,行瘀血而敛新血"。三七对血液系统既有止血作用,又具有抑制血小板功能及促进纤溶的作用,对冠心病、心绞痛有明显疗效并且可降低血胆固醇。三七总皂苷对于心肌缺血后再灌注损伤有保护作用,对血糖代谢有明显的调节作用同时促进肝糖原的合成。"人参补气第一,三七补血第一,味同而功亦等,故称人参、三七为中药之最珍贵者。"三七补血、去瘀损、止血衄、能通能补,功效最良,是方药中之最珍者。三七生服,去瘀生新,消肿定痛,并有止血不留瘀血,行血不伤新的优点;熟服可补益健体。

红参,为五加科植物人参带根茎的根,经加工蒸制而成。它有大补元气、生津安神等作用。成军教授团队在对韩国红参中提取的 PTIB001 化合物的实验研究证实,该化合物可通过丙型肝炎病毒核心蛋白结合蛋白 6(HCBP6)调节肝脏的糖脂代谢,并在治疗非酒精性脂肪性肝炎动物模型中得到了验证,而且在持续高脂饮食喂养的小鼠模型中效果仍然十分显著。

2. 健脾化痰方和健脾化痰中药

脂肪肝多因饮食太过,嗜食肥甘厚味;或恣意饮酒,使脾胃运化失常,痰湿内生,日久蕴可化热,壅滞中焦。中医所谓"肥人多湿""体胖多痰"。对于痰湿过盛类证候,应从"痰湿"论治。常用方有参苓白术散、三仁汤、茵陈蒿汤、温胆汤、二陈汤、龙胆泻肝汤等加减。

瓜蒌上通胸膈之痞塞,下泻肠胃之积滞;半夏和胃化痰,二药温凉相济,对痰湿壅盛聚而不化者尤为适宜。

"脾为生痰之源",茯苓、白术可健脾化湿;橘络理气通络化痰,亦有升清降浊之功效。

对于服用中药依从性较差、难以坚持的患者,中医外治法与内治法有"殊途同归,异曲同工"之妙。常用的外治法有针灸、埋线、按摩、推拿、拔罐、耳针、穴位注射、穴位贴敷、中药热奄包等。

依据异病同治的原则,通过对所涉及的代谢性疾病的病因、病机,进行中西医两方面的阐述后认为,代谢性疾病的中医根源在于瘀滞,中医的活血化瘀、通络、健脾化湿化痰法符合临床实际。代谢性疾病中"溶酶体移动障碍"与中医的"瘀"值得深入研究。

(整理:施维群　王　旭　陈诗琦)

七、 抗病毒治疗后肝硬化、肝癌进展期的中医药应对

病案 1　梅某,男,50 岁,1990 年体检发现为乙型肝炎病毒携带者(否认乙型肝炎家族史),未服用抗病毒药物,后"大三阳"自然变为"小三阳"*,有长期饮酒史。2021 年 4 月逐渐开始出现腹水,未予重视,6 月出现双下肢水肿,至浙江大学医学院附属第二医院就诊,诊断为肝硬化失代偿期,住院治疗并开始服用抗病毒药物。

初诊:腹部胀大如鼓,青筋微露,自觉腹部胀满明显,下肢高度水肿,感乏力倦怠,头晕嗜睡,纳差,时有牙龈出血,小便频数,大便难解,苔薄微腻,舌暗红,脉细弦滑,腹部叩诊浊音明显。他院予以服用恩替卡韦 0.5 mg,每日 1 次;呋塞米 20 mg,每日 1 次;螺内酯 100 mg,每日 1 次,以及乳果糖 60 mL,每日 2 次等口服。部分辅助检查:血三系(白细胞、红细胞、血小板)明显减少,肝功能常规示 TBIL 48.3 μmol/L、DBIL 24.0 μmol/L、ALB 22.3 g;血氨 101 μmol/L;凝血功能障碍示 PT 20.1 s、活化部分促凝血酶原激酶时间(APTT)47.2 s、D-二聚体 8 490 μg/L;B 超提示肝硬化,慢性胆囊炎伴胆囊内结石、脾大、大量腹水(腹腔内可见散在片状游离液性暗区、量大,右结肠旁沟液深约 8.9 cm)、肝硬化。

中医诊断:臌胀,辨证属肝肾阴虚,治宜滋补肝肾,温脾利水。方拟苓桂术甘汤合葶苈大枣泻肺汤合二至丸合增液汤加减(女贞子 15 g,墨旱莲 15 g,麦冬 10 g,玄参 12 g,生地黄 15 g,水红花子 20 g,白花蛇舌草 30 g,半枝莲 15 g,猪苓 12 g,茯苓 15 g,桂枝 6 g,白术 15 g,白芍 10 g,葶苈子 12 g,大枣 15 g,桔梗 6 g,大腹皮 30 g,三七粉 3 g,车前子 12 g、炒枳壳 6 g,桑白皮 12 g)。

另嘱患者每晚吃 1 个鸡蛋。

患者服药后感腹部胀满减轻,续服首诊方 7 剂。

二诊:腹部胀大较前缩小,双下肢水肿消退,精神较佳,神志清晰,复查白蛋白 30.1 g。苔薄微腻,舌红略胖,脉细弦。予初诊方减量利水药物,加滋阴之阿胶珠,再服 14 剂。

三诊:腹部胀大明显缩小,舌脉同前,患者诉大便难解,2～3 日一行。腹水彩超提示下腹、右上腹、左上腹见游离液性暗区,右上腹前后径约 3.1 cm,下腹游离液性暗区前后径约 7.1 cm,左上腹前后径约 3.2 cm。予二诊方去葶苈大枣泻肺汤,加用升降散取调理气机之意,续服 14 剂。

后续随访患者坚持服用中药,诉偶有腹胀不适,下肢无水肿,排便较前通畅,病情稳定,

---

　　* 大三阳:乙肝表面抗原(HBsAg)、乙肝 e 抗原(HBeAg)、乙肝核心抗体(抗-HBc)阳性。小三阳:乙肝表面抗原(HBsAg)、乙肝 e 抗体(抗-HBe)、乙肝核心抗体(抗-HBc)阳性。

复查 B 超提示腹腔见游离液性暗区,肝周较大前后径约 2.4 cm,脾周较宽处约 1.1 cm,下腹部较大前后径约 2.1 cm。

此后再行 3 次 B 超提示腹腔见游离液性暗区,肝周较大前后径约 3.1 cm,脾周较宽处约 1.3 cm,下腹部较大前后径约 3.2 cm;腹腔未见游离液性暗区。最近一次 B 超示下腹部较大,前后径约 0.7 cm;腹腔未见游离液性暗区。

按 全程兼顾利水、理气、活血等三者关系。大量腹水时,以利水为主,兼以滋阴,方拟苓桂术甘汤合葶苈大枣泻肺汤、二至丸、增液汤加减。腹水减少后,以滋阴、调理气机为主,兼以利水,方拟二至丸合增液汤、苓桂术甘汤、升降散加减。病情稳定后,标本兼顾,以四物汤合二至丸、升降散、苓桂术甘汤加减。肝硬化已经形成,要想彻底逆转是不现实的,治疗目的在于缓解症状,阻止病情进一步发展;肝硬化患者治疗时应标本兼顾,病证结合,分清主次矛盾;重视药食同疗、调摄生活,在药物治疗的同时,配合饮食、起居、情绪的调理,疗效益彰。

病案 2 陈某,男,1957 年出生,机关干部,有乙型肝炎阳性史,因为 HBV-DNA 滴度较低,且肝功能正常,故未引起重视。其母及一兄长有乙型肝炎史,母亲胃癌手术后 2 年（2020 年）去世。

2005 年 3 月首次发病,感乏力不适,纳差,去某区人民医院求诊,生化检查示 AST、ALT 都大于 300 U/L,胆红素（BIL）200 μmol/L 左右,甲胎蛋白（AFP）1 700 ng/mL。遂至省肿瘤医院行 CT 检查,发现右肝 5 段处有一块 1.8 cm×2.2 cm 大小肿块。经华山医院专家会诊,诊断为小肝癌,建议治疗方案:①微创切除术,②射频消融术。浙江邵逸夫医院肿瘤内科建议行射频消融术。

2005 年 5 月行第一次射频消融术。出院后开始拉米夫定抗病毒加中药治疗。当时诊断肝肿瘤术后,肝纤维化。肝功能、血常规正常,乙型肝炎（小三阳）,HBV-DNA 波动 1 000 copy/mL 以上。

2005 年 5 月到 2010 年 3 月,6 年间出现拉米夫定耐药,遂加服阿德福韦,后改用恩替卡韦。病情多次反复,其间做过腹腔镜微创切除手术 1 次（病理报告据回忆为肝腺癌,分化类型无法准确回忆）,介入治疗 1 次,射频消融 3 次。诊断为肝癌复发、肝硬化代偿期、门静脉增宽至 16 mm,血三系中白细胞 5×10⁹/L 左右下降至 2.4×10⁹/L,血小板从 120×10⁹/L 逐渐下降至 30×10⁹/L,血红蛋白也有降低,但病程中 AFP 均表现为阴性。

2005~2015 年,11 年间每年上下半年两个阶段用胸腺肽针 32~50 支。

2017 年以后病情日趋稳定,生化、血三系、肿瘤等指标基本正常,乙肝三系检测示 HBsAb、HBcAb 阳性。

除诊断肝癌时 AFP 1 700 μg/L,以后数次复发,均未见阳性,检测多次的 AFP 异质体也是阴性。

2017 年后,采取阶段性服用中药,停用胸腺肽,至 2021 年疫情期间停用中药,但仍间断服用扶正化瘀胶囊。身体大致恢复后能跟团或自驾去西藏、新疆甚至非洲。

该患者的中医诊疗过程:肝癌术后,以丹栀逍遥加四物为主联合八宝丹;在肝功能正常后血三系减少过程中,以芪灵合剂、二至合剂加逍遥散、四物汤为主;肝癌第4次复发插管化疗后,同时出现血瘀和血虚征象,以当归养血汤加血府逐瘀汤为主;2017年以后,病趋稳定,以芪灵合剂、二至合剂及逍遥散为主。

按 患者配合,重视诊疗,认真遵医嘱是关键;中西医结合是治疗的根本措施。患者从母婴传播的乙型肝炎发展到肝癌,进行了及时的抗病毒治疗,其中有耐药情况,及时调整抗病毒药,病毒始终被有效抑制,HBV-DNA在1 000 copy/mL以下,肝纤维化、肝硬化继续发展。从生存情况及质量来看,抗纤维化的中药及时使用,含中药煎剂、扶正化瘀是有效的;较长时间应用胸腺肽α1,对调节免疫功能、抑制肿瘤复发有一定作用。治疗全程说明,抗病毒、抗肝纤维化、抗肿瘤的中西医结合治疗的重要性;单抗病毒不能替代阻止肝纤维化、肝硬化、肝癌的发生,在病毒被抑制的情况下,肝癌发生的概率也是有的,不可忽视。较长时间的西药调节免疫功能、疾病各阶段的中医辨证施治对于抗肝纤维化、肝硬化、防肝癌复发等全程干预发挥了不可或缺的作用。经过胸腺肽α1及中药综合调理治疗后,调节患者整体免疫功能,改变了机体内环境,从而使患者再次产生的肝癌细胞为高分化细胞,故复发后AFP及异质体均为阴性。我国肝癌专家汤钊猷教授提出"消灭与改造并举"的"中国治癌模式":在最大限度消灭肿瘤(手术、放化疗、局部治疗)的同时,重视对少量残余肿瘤的调变及宿主机体的改变(如生物治疗、中医药治疗),争取使肿瘤细胞"改邪归正",降低侵袭转移潜能,使肿瘤宿主机体不适合肿瘤的生长。改造肿瘤细胞及机体内环境正是中医优势所在。

该例患者从慢性乙型肝炎到肝癌、肝纤维化再发展为肝硬化,何故? 该患者在抗病毒和中医抗肝纤维化过程中,慢性乙型肝炎仍然发展至肝硬化,而肝癌由于治疗反而相对稳定,其下一步治疗对策、中医所讲的"伏邪"是否作祟等原因等值得关注。关键是加强监测随访、继续抗病毒治疗不放松、在中药口服基础上加用扶正化瘀胶囊、调节免疫功能进一步防肿瘤复发,加用胸腺肽针,中药煎剂专攻"伏邪"等。

肝癌前期,中药如何干预肝癌的形成和发展呢? 注重机体内环境的整体调节,改善肝细胞代谢。从病因而言,癌毒即为"杂草种子",而机体正常内环境为"土壤"。各种因素引起机体内环境发生变化,导致癌毒种子发芽,经过肿瘤细胞不断发展,可将周围微环境改造成适合肿瘤生长的环境。当肿瘤相关微环境形成时,机体内环境的平衡被打破,内环境朝着适合肿瘤发展的方向演变,形成恶性循环。中医药治疗肿瘤所采用的扶正、解毒、化痰、活血化瘀等治法在一定程度上能改变肿瘤微环境的状态,重新转向人体正常的内环境,以限制肿瘤细胞生长。在经过手术、放疗、化疗,大部分肿瘤细胞被杀灭的情况下,肿瘤和人体取得了一种"阴阳平衡的稳态",这种状态时刻发生变化。肿瘤是否复发或转移,取决于该平衡是否会再次被打破。而中医药可以适时调整这种平衡,使其保持在一定稳态区间之内,从而防止肿瘤的复发转移。扶正以祛邪,祛邪以安正,这就是我治疗的思路。

(整理:施维群)

八、升降理论与辛开苦降法的探幽

人体气机升降来源于《黄帝内经》的理论,是人体正常生命活动的基本形式。"明乎脏腑阴阳升降之理,凡病皆得其要领。"人体气机升降主要有以下三组矛盾:心与肾为升降之本、脾与胃为升降之轴、肝与肺为升降之外轮。人体生命活动之所以正常运转不息,是赖于脏腑气机的升降。在疾病之下,气机升降失常,临床上的纠偏则需方药配伍、遣方用药,使气机升降恢复正常,运用升降相反相成不同作用趋向的药物,升降有度,气机调畅,才得以恢复机体正常生命活动。

1. 肝与肺为升降之外轮

叶天士关于"人身气机合乎天地自然肝从左而升,肺从右而降,升降得宜,则气机舒畅"的论述,从主气司呼吸的肺到刚脏主疏泄,以升为常的肝,通过肝升肺降,一升一降,升降协调,对调畅全身气机,调节气血,维持人体正常生理功能。肝火犯肺证就是典型的肝、肺病理状态之一。在现代医学中的慢性肝病和/或门静脉高压的基础上出现肺内血管异常扩张、气体交换障碍、动脉血氧合作用异常,导致的低氧血症和一系列病理生理变化,以及临床表现的肝肺综合征,其实也佐证了中医肝、肺升降关系理论。临床上,在辨证论治基础上,利用肝肺气机升降理论,合理配伍药物,以升降立法,对治疗肝肺不和引起的咳喘痰热,有指导意义。

2. 脾胃为升降之轴

脾胃的气机升降理论,有气血生化之源的"后天之本";脾升胃降,相反相成;脾气升则引领肾气、肝气皆升;胃降则使心气、肺气皆降等之说,故脾胃为脏腑气机上下升降之枢纽。明代黄元御有"中气者,和济水火之机,升降金木之枢"之说。病理状态下,若脾虚气陷,则胃失和降致胃气上逆等,甚至可以影响内脏位置的相对稳定。故历代通过燥湿健脾,行气和胃来调畅脾胃、疏理气机、升降气机的要方应运而生。

3. 心肾为气机升降之本

《六微旨大论》曰:"升已而降,降者为天。降已而升,升者为地。天气下降,气流于地。地气上升,气腾于天。"《格致余论》言:"人之有生,心为火居上,肾为水居下,水能升而火能降,一升一降,无有穷已,故生意存焉。"对心肾之间彼此交通的机制阐述有加。"心肾相交"即"水火既济"之生理现象,心气以降为和,肾气以升为顺,心火不降于肾而独亢,肾水不能上济于心之病理,为心肾不交,交泰丸即为一清一温,一降一升,使心肾相交,水火既济之功效。

三对脏腑升降矛盾只是借以说明中医利用气机升降,顺势而为治疗灵活的浅显实例,临床实际中推而广之,治疗疑难病症手段更为奏效。肝性脑病我认为乃湿热疫毒之邪弥漫三焦所致,主要病因为气机逆乱,运用辛开苦降之法,配合外用"清肠合剂"保留灌肠,如同理顺气机通畅,令临床疗效满意。几位学生曾收集医案,予以佐证。

肝性脑病是由各种病因导致的重症肝病,为各类重型肝炎或肝硬化失代偿期患者的严重并发症。在祖国医学并无"肝性脑病"病名的叙述,肝性脑病患者临床症状及体征主要为意识功能障碍、日常行为异常及昏迷等为主要表现。因此,根据其发病特点和临床表现,可将肝性脑病归属于中医"暴不知人""郁冒""神昏""谵妄""厥证"等范畴。古籍中有关于"昏迷"记载较多,如《黄帝内经》曾记载"暴不知人""谵妄狂越";金代医家成无己在《伤寒明理论》中记载了关于"郁冒"之证;明代秦景明在《证因脉治》中、清代叶天士在《外感温热篇》中均叙述了关于"昏迷"的病机。对于肝性脑病常见的临床表现及病因病机,医家多有各抒己见,但多数认可温病学所记载的"温邪上受,……逆传心包"而出现神昏谵语等,临床表现则为湿热浊痰的病理产物上行神明,如明代医家秦景明《证因脉治》指出"热极生痰,上熏心肺,神识昏迷"。清代温病学家叶天士《外感温热论》记载"湿热熏蒸,将成浊痰蒙蔽心包"。久之把肝性脑病之昏迷乃痰热邪浊蒙闭心窍所致作为公认的病理病机。事实上,肝性脑病运用温病的经典理论治疗采用"凉开三宝"(安宫牛黄丸、至宝丹、紫雪丹),其临床效果不尽如人意。我对肝性脑病之昏迷有自己的认识。其并非温邪逆传心包,乃湿热疫毒之邪,侵犯中焦,中焦受损,邪毒弥漫所致。古代医家何秀山在《通俗伤寒论》曾言"湿与浊最能昏人神智……若湿热盛,则熏蒸膻中,蒙蔽心包,则神志昏沉……"患者肝病日久,肝脾俱损,正气亏虚,复外感六淫之邪,尤其湿热疫毒之邪直中三焦,或久郁化热化火,壅遏三焦气机,清阳不升,浊阴不降致气机逆乱,上蒙清窍,扰乱神明,从而出现神昏谵语等肝性脑病的表现。与现代医学中肝衰竭导致体内毒素无法清除进入体循环,穿透血脑屏障而发病有相通之处。因此,湿热疫毒之邪侵犯三焦为其主要病因,故而提出"湿热疫毒弥漫三焦"理论,当清热利湿化浊解毒,于是选用方剂类于温胆汤、半夏厚朴汤、甘露消毒丹、茵陈五苓散等。可是,我们再来研判肝性脑病因湿热疫毒之邪气,壅滞三焦,久郁化热化火,脏腑功能失调,肝之疏泄功能和脾胃气机升降枢纽失常,致气机升降出入之秩序失衡,气机紊乱,使肝脾失去正常的升降出入常态,此时气机逆乱,诸邪上扰清窍以致谵妄、神昏,抑或昏迷不醒等临床一系列症状成为关键。既然关键为气机逆乱,"辛开苦降"之"和法"论治,当为中医治疗大法之妙。《素问·至真要大论》指出,"阳明之复,治以辛温,佐以苦甘,以苦泄之,以苦下之。"这是辛开苦降法早期文献记载。辛苦并用,分消湿热,升清降浊,畅达气机,使中焦痞结得开,气机升降相宜,气化复常,则疾病自消。除内服中药外,倘若在自拟"清肠荡涤方"的基础上改良而得的灌肠剂对于达到升清降浊、调畅气机之功则更有事半功倍之效。此时,大黄配伍附子,循《伤寒论》仲景大黄附子汤,主治寒积里实证,意在湿下,故重用辛热之附子,温里散寒止痛;以苦寒之大黄,泻下通便,荡涤积滞。大黄性味虽属苦寒,但配伍辛散大热之附子,则其寒性被制而泻下之功犹存,一热一寒相反相成,而成温散寒凝、苦辛通降之剂,合成温下之功,为去性取用之法。温疫、湿温"下不嫌早"理论,之后的"清肠合剂"保留灌肠对肝性脑病的治疗研究开拓了思路。临床实践研究证实,该方清热解毒、温肾助阳、收敛护肠的作用,皆符合辛开苦降原则,且临床疗效显著。辛开苦降法辨治肝性脑病的学术思想和临床经验独到,思路有创新,治法、用药灵活变通,疗效显著。

4. 医案举例

病案 1　韩某,女,71 岁,6 年前诊断血吸虫性肝硬化失代偿期并发肝性脑病、食道静脉曲张。其间曾反复住院 10 余次,反复出现乏力,反应淡漠,腹胀,时有大便隐血(＋＋),给予门冬氨酸鸟氨酸治疗后仍多次复发。2015 年 12 月 25 日再次因乏力入院。既往有血吸虫感染病史,冠心病史,平素服用美托洛尔缓释片 47.5 mg,每日 1 次,有 2 型糖尿病史,平时门冬胰岛素针和甘精胰岛素针治疗,血糖控制欠佳。有十二指肠胃溃疡病史。

2015 年 12 月 26 日查房:症见患者表情淡漠,反应迟钝,双下肢乏力,行走不便,皮肤巩膜轻度黄染,扑翼样震颤阴性,腹稍膨隆、软,肝肋下未及,脾肋下 3 cm,肝区叩击痛阴性,移动性浊音阴性,双下肢轻度水肿。大便干结,每次 2～3 天。四肢欠温,舌红苔黄腻,脉弦缓。肝功能提示 ALT 15 U/L,AST 39 U/L,ALB 33.5 g/L,TBIL 53.6 μmol/L,DBIL 18.9 μmol/L,GLU 7.75 mmol/L。血常规示 WBC 2.8×10^9/L,Hb 84 g/L,血小板(PLT) 15×10^9/L。凝血功能常规示 PT 25.1 s,APTT 47.9 s。腹腔超声示腹腔积液 5.2 cm。辨证为肝气郁结,湿热疫毒侵犯中焦,气机逆乱,治以疏肝解郁、清热利湿、升清降浊。处方以升降散合四逆散加减,同时以清肠合剂灌肠。方药:白僵蚕 15 g,蝉蜕 6 g,制大黄 10 g,枳实 15 g,白芍 9 g,柴胡 9 g,石菖蒲 20 g,川芎 9 g,桂枝 6 g,葛根 15 g,牛膝 9 g,甘草 6 g,共 3 剂,水煎服,日 1 剂,分两次温服。清肠合剂方药,即生大黄、熟附片、白及、地榆四味中药各 30 g,共 3 剂,保留灌肠,日 1 剂。

2015 年 12 月 29 日查房:患者自述乏力有所好转,反应略迟钝,行走较慢,胃纳可,睡眠安,大便稍干,舌质偏红,苔黄腻渐化,脉弦,于前方基础上加入黄芪 20 g,制大黄减量为 6 g,7 剂。

2016 年 1 月 5 日查房:患者神志清,乏力好转,行走较慢,胃纳好,睡眠安,大便日行一次,便糊。病情好转,继续前方加减,再予清肠合剂 3 剂。

按　患者老年女性,肝硬化失代偿多年,并发肝性脑病、食管静脉曲张,西医常规治疗后反复,根据患者症状及舌脉,辨证为湿热蕴结,气机逆乱,治以疏肝解郁、清热利湿、升清降浊。以升降散为主,僵蚕味辛苦气清,升阳中之阳,清热除湿化痰;蝉蜕乃清虚之品,祛风解毒,一升一降,升降相因,内外通合,气机顺畅。再配以四逆散调和肝脾,开解困遏气机,配合外用灌肠中药,内外合用。二诊时患者情况稍好转,考虑治疗有效,此时肝郁化解,湿热疫毒渐消,然患者久病,加之灌肠中药,正气亏虚,加黄芪以鼓舞正气。三诊时患者意识渐清,全身情况好转,乃辨证准确,用药有效,继续前方加减,后患者生活质量明显改善。

病案 2 莫某,女,57 岁。反复腹胀、乏力 10 年余。诊断:乙型肝炎肝硬化失代偿期、食管胃底静脉曲张、门静脉高压症。其间反复住院治疗,并多次并发肝性脑病。此次因腹胀、乏力加重入院。

2013 年 3 月 11 日,患者出现定向力障碍,自行起床解小便后不能回床,5 min 后神志转清,不能回忆,神情略呆滞,对答尚切题,但反应迟钝,扑翼样震颤阳性,腹胀,移动性浊音阳性。胃纳差,舌质红,苔厚黄腻,脉沉涩。肝功能提示 CRP 15.1 mg/L,ALT 21 U/L,AST 37 U/L,ALB 30.8 g/L,TBIL 124.0 μmol/L,DBIL 68.0 μmol/L,IBIL 56.0 μmol/L,凝血功能常规示 PT 21.9 s,血常规示 WBC 4.6×10^9/L,NE(%) 41.1%,Hb 72 g/L,PLT 119×10^9/L。磁共振检查结果提示:①肝内外胆管扩张伴结石可能,②腹腔积液。电子胃镜提示十二指肠球部溃疡、食管静脉重度曲张伴红色征、胃底静脉中度曲张、门静脉高压性胃病。辨证为湿热蕴结,气机不畅。治以清热利湿、通腑泻浊。处方以清肠合剂。方药:生大黄、熟附片、白及、地榆四味中药各 30 g,共 5 剂,保留灌肠,日 1 剂。

2013 年 3 月 16 日,患者无头晕,乏力减轻,轻度腹胀,活动后气急减轻,反应灵敏,对答切题流畅,扑翼样震颤阴性,胃纳尚好,睡眠安。仍按前方出入。

按 患者肝硬化失代偿,已出现相关并发症,少神,舌红苔厚黄腻,脉沉涩,表明已湿热蕴结,久病成瘀,治以清热利湿、通腑泻浊。先以清肠合剂灌肠中药引路,大黄味苦,善荡涤积滞,破积聚,消肿胀。附子味辛,有斩关夺门之功。大黄配伍附子,一热一寒相反相成。地榆苦微寒,有凉血止血解毒之功;白及同样苦微寒,收敛止血,二药合用可有效清热止血,降低出血风险。后患者症状好转,意识渐清,仍以灌肠中药加减剂量,明显改善患者症状,提高生存幸福感。

(整理:施维群)

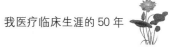

九、 温疫论施治法的实践与思考

通过回顾古代温疫的历史发展及《温疫论》一书,对吴又可及清代杨栗山在治疗温疫中根据"膜原"病位说、温疫传变病机及临床表现说、邪之外解或内陷的转归说等以达原饮和升降散为主的温疫初起"探针"法的治疗名方进行分析。从而认为,达原饮的开达膜原,辟秽化浊,功擅调和;升降散的辛凉宣透、解毒逐秽并用,"升之、散之、扬之"的方法,类似于"探针"治疗之后,又有有效组合方剂对当今的新冠病毒感染仍有指导意义。两个基础方对温疫(急性烈性传染病)治疗的双向调节作用值得进一步研究,中医温疫理论对新冠病毒感染的防治具有重要作用。这种传承是真正有意义的传承和创新。

1. 对温疫的初步认识

有关温疫致病,在历代中医文献及历史记录中都有记载。《吕氏春秋·季春纪》记载:"季春行夏令,则民多疾疫",在《素问·遗篇·刺法论》中黄帝问岐伯:"余闻五疫之至,皆相染易,无问大小,病状相似,不施救疗,如何可得不相移易者?"岐伯回答:"不相染者,正气存内,邪不可干。""五疫"又称为"五疠",即木疠、火疠、土疠、金疠、水疠。疠气(温疫)致病,具有发病急、症状相似、病情比较严重、传染性强、容易流行。当时已对温疫有一个初步认识,《黄帝内经》中一个预防的重要原则是调动自身正气来形成防护,增强机体对温疫的防御力。

东汉时期《伤寒杂病论》成书之时,正值战争多发,疫病流行。如曹植《说疫气》认为"疫气流行,家家有僵尸之痛,室室有号泣之哀;或阖门而殪,或覆族而丧",可见当时疫病流行、百姓伤亡的惨状。《伤寒杂病论》序言曰:"余宗族素多,向余二百。建安纪年以来,犹未十稔,其死亡者,三分有二,伤寒十居其七。感往昔之沦丧,伤横夭之莫救。"张仲景正是在这样的历史背景下,勤求古训,博采众方,针对当时疫病肆虐而作,《伤寒杂病论》对疫病的病因病机、辨证治疗做了较全面的综合评述,并创造了如白虎汤、大陷胸汤、竹叶石膏汤、阿胶鸡子黄汤等治疫代表方,是对当时外感流行性疾病的经验总结与升华,为现代中医防治传染病做了巨大贡献。

2. 明清时期的温疫理论充实温病理论大成

明清各医家论述温病,突破了以往应用伤寒学说治病的思想束缚,使温病学成为独立于伤寒学之外的一门学科,提出了"六淫之邪化热""温邪""疠气"等病因学说,指出温病病邪可从口鼻侵入人体。叶天士认为"温邪上受,首先犯肺,逆传心包""大凡看法,卫之后,方言气,营之后,方言血",总结了温病系感受温邪(可夹风、夹湿)而病,邪从口鼻而入,先侵犯肺卫,肺卫之邪既可传至中焦阳明胃经,也可内陷心包,前者称为"顺传",后者称为"逆传"。

叶天士说"在卫汗之可也,到气才可清气,入营犹可透热转气……入血就恐耗血动血,直须凉血故血"。可以看出,卫气营血标志着病变浅深轻重的不同程度和阶段。吴鞠通说:"凡病温者,始于上焦,在手太阴"。上、中、下三焦分别代表了人体胸腹部各种脏腑的部位范围,三焦证候不仅表示三焦所属脏腑的病理变化和证候表现,而且也标志着温病发展过程中的不同阶段,体现了温病发展的规律。叶天士创立的卫气营血辨证与吴鞠通确立的三焦辨证成为温病辨证的两大法宝,卫气营血分辨表里,三焦辨证分辨上下,一横一纵,相互配合,相互补充,相得益彰,互不排斥,使温病的辨证更加准确具体,日趋完善与成熟,成为温病辨证论治体系的重要标志。时至今日,这两种辨证方法仍被广泛运用于临床。薛生白则对湿热病证的病因、病机、辨证治疗等进行了较为全面、系统的分析和讨论,特别是对湿热之邪在上中下三焦的辨证、治疗和具体方药进行了系统论述。继之,王孟英"以轩岐仲景之文为经,叶薛诸家之辨为纬",并结合王氏自身的实践体会,提出了一些独特的见解,充实了温病学的内容。

温疫病是温病当中的烈性传染病,明清时期是温疫学说发展成熟的时期,造就了一大批温疫大家,形成了独具特色的温疫理论体系。祛疫邪为治法第一要义,治疗上主要针对戾气及其病位进行选药组方。能否选用直接制伏戾气的药物,是治疗温疫的关键,然各医家方法各异,吴又可认为:"知气之可以知物,则知物之可以制气矣。夫物之可以制气者药物也……一病只有一药之到病已,不烦君臣佐使品味加减之劳矣。"吴氏意识到关键在于"以物制气",用"汗""吐""下"三法开门逐邪,并强调"客邪贵乎早逐""邪不去则病不愈"的治疗原则,主张"乘人气血未乱,肌肉未消,津液未耗,病人不至危殆,投剂不至掣肘"之时拔除病根,首用达原饮直捣窝巢之害。杨栗山在《伤寒瘟疫条辨》中则主张以清里热结合透解、攻下、通利诸法,切中病机,这对火热毒邪燔炽气血等重证的治疗起着关键作用,以大黄、姜黄、蝉衣、僵蚕等捣其本营,升上降下,透表通里。王孟英强调在治疗霍乱时务必要使邪去才能正安,力求做到"驱邪至尽",并详细分列了"伐毛""取嚏""刮法""焠法"等7种外治法。

综合明清时期的各路医家治疗方法,有诸多专方治疗温疫,如吴又可的达原饮、三消饮、茵陈汤等,吴鞠通的三甲复脉汤、大定风珠等,张凤逵的五苓散、藿香正气散、竹叶石膏汤等,杨栗山的10余首清下方剂,升降散为其总方,余师愚的清温败毒饮等方。虽为专方,具有针对性治疗,但并未忽视辨证。如达原饮加柴胡可治邪热困于少阳之胁痛、寒热、口苦等症,加羌活可治邪热困于太阳之腰背项痛。如余师愚虽以清温败毒饮,"不论始终,以此方为主",治一切火热,表里俱盛,但其加减变化亦非常丰富。现代实验研究表明,大黄、蝉衣、僵蚕、厚朴、槟榔、草果、黄芩、知母及清温败毒饮等都有不同程度的抗菌和抑制病毒繁殖及诱生干扰素作用,以上药物或能"制气",或能帮助机体抗戾。

3. 膜原病位论决定了瘟疫初期诊治的意义

吴又可提出,以往认为瘟疫发病为"气候的不正常",但这并非直接的致病因子,非仅风寒暑湿所伤,而是"戾气"为之。在17世纪中叶,细菌学、病毒学尚未问世之时,戾气致疫说是一大创举。除了"天受有传染"的传播途径外,他倡导"本气充满,邪不易入,适逢亏欠,外邪因而乘之"的正气说。阐明病因后又倡导遵从《黄帝内经》的"膜原"之说。吴氏提出："温疫初期症候，不同于外感表证，又无里证"，然"内不在脏腑，外不在经络，会于伏脊之内，去表不远，附近于胃"的表里分界之"膜原"是个病位。于是，根据温疫传变的病机、临床表现、感邪轻重、个体差异、表里先后各异等，归纳为"其传有九"，以邪从外解或内陷来判别疾病转归。由此有了专攻温疫初起的"达原饮"名方。

温疫初起，邪在夹脊之前，肠胃之后，邪不在经，汗伤表气，又不可下，下之徒伤胃气。我的理解，温疫初者"舌上白苔亦薄，热下甚，无数脉。不传里者，一二剂自解。"其次重者，重者必从汗解。如不汗解，表气不通于内，里气不达于外。不可强汗，不可加发散之药，或衣被壅遏或汤火熨蒸，照本方。最后，遇感之重者，舌上苔如积粉，满布无隙，服汤后不从汗解而内陷以三消饮。又依据传变之势，邪离膜原欲表未表，白虎证、急证急攻，舌苔变黄，同时胸膈满痛、大渴烦躁，此时伏在膜原的邪气已传变至胃肠。复用达原饮加大黄泻之，乃至"数日之法，一日行之，同其毒盛甚，传变亦速，用药不得不紧"。也有因证数攻者：温疫下后二三日或一二日，舌上复生苔刺，邪未尽也。再下之苔刺虽未去，已无锋芒而软，热渴未除，更下之，热渴减，苔刺脱，日后更复热，又生苔刺，更宜下之。因此，凡下不以数计，有是证则投是药，医家见理不透，经历未到，中道生疑，往往遇此证，反致耽搁。

综上所述，吴又可的"探针"妙用，不但以舌苔的变化作为判断病情变化的指征，更是其确立治则治法的重要依据。这对于温疫主张祛邪为主的治疗理论来说，更是临床实战经验之补充。吴又可再三告诫，温疫初起，发热、头疼、身痛为疫邪伏于膜原，切不可误伤寒表证，轻率地用麻黄、桂枝解表发汗，耗伤表气；又因邪不在胃肠，亦不可轻易泻下，恐伤胃气，诠释了"是时医家，徒以伤寒法治疗，效果甚微"的教训所在。同时，又把开篇首方，描述得淋漓尽致。至于发展、变化与转归过程，"传变不常"的局外之变说；"急证急攻"的病情激变而法随其变；"热邪散漫"具备"四大阳明经证"，倡白虎加姜煎服，以调寒凉败胃之药性……直至提出"因证数攻"的攻下治疗，只要有适应证就可反复多次的"下后……再下之……更下之"，以至于警示医家，勿忘"宽缓之间"，正确及时认识"药烦""停药"这两种胃气大虚，难以承受猛药的流弊等，为"探针"治疗后的临床变化提供了精准施策的宝贵经验。曾记得17年前的"非典型性肺炎"即严重急性呼吸综合征(severe acute respiratory syndrom，SARS)治疗，遵循《温疫论》提出"客邪贵乎早除""有邪必逐，除寇务尽"，如不及时逐邪外出则"变证迭起，是犹养虎遗患，医之咎也"。将SARS病症定位膜原，随即采用梳理膜原的达原饮。现代药理证实，此方具有广泛的抗菌抗病毒作用，尤其是槟榔，不仅可抗病毒，还可修复病毒感染所致免疫缺陷。

这些典籍的理论及临床经验同样对重型肝炎的预防与诊治有指导意义。

我们曾对肝性脑病进行临床观察及分析，遂将患者出现频繁呕吐、呃逆和便意频等消化道症状列为重型肝炎"三危症"。"三危症"的出现，表现出"邪气肆虐""正气急剧虚衰"的病理本质，成为"胃气衰败""气机逆乱"的重要标志。那么《温疫论》中的"降逆涤腑"为基础的干预，在理论上"三危症"能得到有效控制。《肘后备急方》列出"天行发黄"与其他古籍中的"急黄""疫黄"之症与重型肝炎更为相似，其感染疫疬热毒之邪的病因，决定了该病具有强烈的传染性,迅速的传变性和预后的恶劣性。古时虽不可能区分病毒,以及它们的类型和种类,但《温疫论》中"天地间别有一种异气所感""邪之所着,有天受,有传染,所感虽殊,其病则一""某气专入某脏腑经络,专发为某病"的论点在当时已相当不简单。我曾对86例重型肝炎进行过观察,其中死亡51例、恶化自动出院29例、存活6例,并对这些资料进行诊断分析。

舌象中,白苔包括白腻、白燥、白滑苔;黄苔包括黄腻、黄燥苔。脉象中,弦滑包括弦劲、滑;细脉包括细弦、细数、细弱等,而证象无非表明重型肝炎的"湿阻热遏,邪无去路,充斥表里,弥漫三焦"病理变化在中医证候上的反映。当湿热搏血时以瘀为主;湿热滞于胃肠时以实热为主。因此,舌苔发生的变化,其中白苔多于黄苔,舌红少苔则更少,符合《温疫论》所云:"感之重者,舌上苔如积粉,满布无隙……而从内陷者,舌根先黄,渐至中央,邪渐入胃……舌上纯黄,兼见里证,为邪已入胃。"以舌象之变化以推断临床实践的攻下法"下不嫌早"的理论确有涤肠中秽浊、去瘀滞之物和攻下邪毒的功效。方中生大黄、枳实源承气方之意,对温热病之热结、便秘、高热神昏有通腑清热之功;青黛、重楼清热解毒,凉血散结,伍大黄、枳实可增强解毒之力;石菖蒲长于辟秽化湿通窍,外加锡类散则发挥吸附肠道毒素的作用,加入米醋以保持肠道之酸性环境。作为来势凶猛,且一种日趋恶化的中毒症状,只要体内湿浊阻遏、邪毒内盛之邪气极盛的状况,极易由"邪极盛"到"正极虚"转化过程,我们引以为高度警惕。更有三危症俱见者,此时"邪不得泄,蒙蔽清窍,弥漫三焦",以至于"三焦气机皆乱、皆竭、气乱至极之""上下不并"。温疫有"外解""内陷"两种转机。普通急性肝炎经治以后,邪得外泄,不致酿成重症,但其中极少数由于疫毒力、疫毒种类及"本气"亏虚等因素以致内陷。从黄疸出现初期到重型肝炎,大致可经历三个阶段:黄疸初起、高黄疸期(胆酶分离)和肝昏迷前期。按《温疫论》所述:"时疫初起,原无感胃之因,忽觉凛凛,以后但热而不恶寒,继则邪留心胸,皆令呕不止"。若在黄疸早期,邪得外泄,可趋稳定,倘若"淹缠二三日或渐渐加重,或淹缠五六日忽然加重",就须引起高度警惕。内陷者,胸膈痞闷,心下胀满或腹中痛,或燥结便秘,或热结旁流,或协热下利,或呕吐,恶心……""温疫发哕,不论寒热,其证甚重"。当重型肝炎发展到"内陷"阶段时,"湿热疫邪之毒弥漫扰乱清空",湿毒化火,"火邪壅闭,耗气搏血",出现了一系列虚实交错、凶多吉少的危候。因此,基于温热病攻下法中"下不嫌早"的理论,将邪毒通过清肠道,涤腑降逆,驱逐瘀滞的途径而排出,使逆乱之气机得以调顺。这亦符合《黄帝内经》提出的"卒然逢之,早遏其路"作为救治危重病患者的关键之说。显然,清肠降逆涤腑早干预是合适的、及时的,效果应是明显的。对开启肠道功能的作用值得润笔。当然治理气机逆乱对于动血出血的防治也是关键性的。根据温疫理论辨证施治,临床实践经验和教训告诉我们,从温疫立法重型肝炎的治疗,关键在于"早",以阻断疾病的发展。吴又可认为"发黄一证,胃实失下,表里壅闭""疫邪传里,遗热下焦,小便不利,邪无输泄,经气郁滞,其传为疸,身目如金,宜茵陈汤",此告诫"早遏其路"的重要性。

4. 新冠疫情肆虐之下杨栗山的温疫十五方之首方探解

温病大家——杨栗山(杨璿)是近代著名医家蒲辅周老先生极力推崇的。其创名方"升降散"为时下温疫治疗十五方之首方。杨氏针对不同的温热症状,依据自己治疗的临床经验,创制了十五方。十五方分为轻者清之的神解散、清化汤、芳香饮、大小清凉散、大小复苏饮、增损三黄石膏汤等;重则泻之的增损大柴胡汤、增损双解散、加味凉膈散、加味六一顺气汤、增损普济消毒饮、解毒承气汤等,无疑,升降散即其主方也。升清降浊的疗法,取僵蚕、蝉蜕以升阳中之清阳,姜黄、大黄以降阴中之浊阴,有宣透风热,清凉解毒之功,有升有降"升降"之中寓意双解,故为治疗温疫十五方之首方。

蒲辅周认为:"治疗急性病,尤其急性传染病,要研究杨栗山的《伤寒瘟疫条辨》",在他看来,治温疫灵活运用杨氏温疫十五方,首先是升降散。此方"犹如四时温病之银翘散",蒲辅周还解释道:"温疫最怕表气郁闭,热不得越;更怕里热郁结,秽浊阻塞,尤怕热闭小肠,水道不通。"辛凉宣透法为《伤寒瘟疫条辨》里的三焦分治祛邪法,尤其是辛凉宣透、清热解毒、攻下逐秽几个主方的运用,是以谨守病机、辨证施治的临床诊治经验的总结。

作为两个不同时代的温疫治疗大家,承《黄帝内经》《伤寒论》《温病经纬》之精华,所推崇的"探针"式治疗却大有相似之处。达原饮属和解之剂,其开达膜原,辟秽化浊,功擅调和,"凡疫邪游溢诸经,当随经引用,以助升泄……"由槟榔、厚朴、草果、知母、芍药、黄芩、甘草七味药组成的达原饮,在瘟疫或疟疾邪伏膜原,憎寒壮热时用之,每日一至三发者。吴氏认为,槟榔除岭南瘴气,厚朴破戾气,草果除伏邪,"三味协力直达其巢穴,使邪气溃败,速离膜原……以后四味,不过调和之品"。达原饮主药应为草果与知母,这里取"草果治太阴独胜之寒,知母治阳明独胜之热"。临床以之治湿热中阻,枢纽失职,以致寒热起伏,连日不退,胸脘痞满,呕恶,甚则便溏之夏秋季胃肠型感冒颇验。回顾新冠疫情肆虐的 2020 年武汉危急时刻,国内来自东西南北中的各路中医大家会战立法。当时无论西北的寒冷干燥、东北的风寒、东南的温热潮湿还是南方的火热湿阻,其地域气候差异要取得举国皆宜的治疗大法是困难的。我们虽然全然不知吴有性那个年代是否也经治过类似 SARS、甲型 H1N1 流行性感冒、H7N9 型禽流感,抑或当今的新冠病毒感染,但以他毕生的治疫经验和体会,大胆提出的"疠气致病"之学说,足可证明其在世界医传染病学史上也是一个伟大的创举。

新冠病毒感染的早期症状大多是咳嗽、发热、乏力、呼吸困难,许多都是干咳……新冠病毒感染后期的呼吸窘迫综合征,出现呼吸增快、困难,呼吸呻吟,下窝吸气性凹陷,鼻翼扇动,肺不张症状,呼吸衰竭,甚至出现的感染性休克……一派热、毒、湿、火之象,以致动风动血。好在先贤为我们创立的达原饮、升降散,在开达膜原、辟秽化浊中重视引经药的使用,对于新冠病毒感染的治疗立下值得临床实践的理论依据。应该说,两方辛凉宣透、解毒逐秽并用,以解温疫表里三焦大热,得以升散疏泄之势,其"升之、散之、扬之"的方法,对当今的新冠病毒感染辨证施治仍有指导意义。达原饮和升降散在瘟疫(急性烈性传染病)方面的经验尤其值得重视,它们所具有的双向调节作用及随之的组合拳般的方剂,值得在实践中进一步地探索。

(整理:施维群)

十、 顺势气机升降，临证升降散之功

前述人体气机升降出入的重要性，遵从气机升降理论，辨证施治以恢复平衡气机运动为根本。治疗上顺势气机升降，故用药显得十分重要。顺势而为，巧用升降散之理论和实践均有充实的证据可为，加减治疗，拓展疾病范围，屡获佳效。升降散原为治温疫之名方，后世也成为临床常用方剂之一。由僵蚕、姜黄、蝉蜕、大黄四味药组成，用药精简，配伍严谨，升降、寒热并用，具有升清降浊、宣畅气机的作用。主治表里三焦大热，其证不可名状者。临床因运用于多种外感及内伤杂病的治疗，而其疗效确切而备受近代医家推崇。

1. 升降散来源及方义

升降散最早记载于明代龚廷贤《万病回春·瘟疫门》中的"僵蚕二两，姜黄、蝉蜕各二钱半，大黄四两，姜汁打糊为丸，重一钱一枚"，有"内府仙方"之称，用于治疗肿项大头病、虾蟆病。清代陈良佐的《温病大成》冠以"陪赈散"名，主治"三十六般热疫"。后被杨栗山《伤寒瘟疫条辨》更名为升降散，杨氏列以治疗"温病郁热内伏"诸方之首，其余 14 方皆由此加减化裁而成，所治证达 70 余。现代名医蒲辅周先生对此方甚为赏识，临床应用得手且顺。

余在几十年的临证中，反复研习，颇有心得。僵蚕为君，味辛咸性平，味辛能散，轻浮而升，功善升清散热，息风止痉，祛风止痛，化痰散结。蝉蜕为臣，味甘性寒，宣通肺窍，具有凉散风热、清利头目、止惊风抽搐的作用。此二药升浮宣透，纯走气分，可升阳中之清阳，轻清透热于外，令邪气从外而发。姜黄为佐，味辛苦性温，辛散苦泄温通，内行气血、外散风寒，功善活血行气，通经止痛。大黄为使，味苦性寒，苦寒沉降，具有清热泻火，泻下攻积，凉血解毒之功，可谓降阴中之浊阴，既走气分，又行血分，令邪气从下而泄。四药齐配，升清中解表，降浊中清泄，气机及阴阳调和而内外交通无阻。顺势气机升降即按"升降浮沉"理论制方，组方精要严谨，显示升清降浊，调畅人体气机的优势。从治疗温疫所设，到凡有气机失调之病机，无论寒热虚实，皆可化裁运用，因此在临床中的运用十分广泛。结合现代医学药理学研究，升降散的抗炎、抗病毒、抗过敏、解痉、利胆、抗惊厥、调节免疫、抑制变态反应、解热镇痛镇静、抑菌等作用，善于提高机体非特异性免疫力及机体耐受不良损害的能力，对临床治疗多种疾病均有较好的疗效。

2. 临床应用

（1）高脂血症

该病是由于脂肪代谢异常引起的脂质水平高于正常范围的疾病，是代谢综合征的重要表现之一,可直接或间接导致多种心脑血管疾病的发生,可归属于中医"痰浊""血瘀""湿阻"范畴。中医认为,高脂血症与肝、脾、肾三脏关系密切,外可由饮食不节,膏粱厚味伤脾,导致痰湿内生;内可因肝郁不舒,木郁乘土,而致水谷精微不能正常输布,阻滞于中焦,阻碍机体调畅,日久表现为瘀浊。此类本虚标实之证,肝脾失调、痰浊血瘀等病理产物阻滞三焦,经脉壅塞,郁而化热。治疗若徒以调气行气之药或单纯健脾化痰均不如升降散斡旋中焦气机奏效。脾胃气机得转,气化复常,清升浊降,经络闭阻得通,兼清泄郁热之功。临床中,再辅以调脂茶(山楂、决明子、丹参)活血消食除积,以助通泄化瘀降浊。两方相合,开郁气而不伤正气,化瘀血而不伤新血,气机升降自如而浊脂无法留滞。

(2)高血压

当今认为,原发性高血压往往称之心身疾病。究其情志,心肝所司,肝气郁结,日久化火为其关键,火热循经上传,充溢神明之府,发为眩晕、头痛、中风诸端;火热内郁,则患者多伴烦躁易怒、口干口苦、胸胁胀满之象。

但此时一味清肝泻火宁心,恐只为治标,仍当重视气机的调畅,顺势利导。《素问·六元正纪大论》提出"火郁发之"。"郁火"的关键在"郁",枢机在于肝,"气为火之舟楫"。调畅气机,气机条达,郁闭之火透达外散,热随气泄,病邪消散。对于高血压肝经郁热型,以宣上清下透热为原则,方拟升降散合龙胆泻肝汤加减。升降散正是起了宣通郁闭,调畅气机之用,与龙胆泻肝汤相合,则郁火得疏得散,脏腑自然调和。

(3)便秘

病机有实有虚有热,但寒较少。随着社会的迅速发展,人们生活压力骤增和饮食结构的变迁,慢性的功能性便秘发病率不断上升,且年龄越大,患病率越高。对于合并多种慢性病的老年患者,排便困难又会增加心脑血管意外的风险。大肠为"传导之官",以降为顺,便秘多因燥热内结、津液不足、脾虚失运、气机郁滞、阳虚寒凝等腑气不通,更为气之阻也,升降失序所致,关键还是气机。

清代黄元御《四圣心源》曰:肾司二便,而传递之职,则在庚金,疏泄之权则在乙木。庚金即为大肠,乙木代指肝脏,肺与大肠相表里,肝左肺右,气机左升右降。若气机阻滞不运,则庚金、乙木传递失职,清浊不分,糟粕在腑煎灼则大便难。余从调节气机升降着手,以升降散为基础辨证遣方,疗效颇佳。让僵蚕、蝉蜕透达清气于上于外;姜黄畅达三焦气机;大黄其意不在于峻下,取意为引浊阴下行,此时的大黄以3~5 g小剂量,以酒制大黄缓攻下之性,四药合用,调气机升降、和阴阳平衡,脏腑经络交通,便秘自除。

(4)痤疮

该病好发于青春期并主要累及面部和胸背部的毛囊皮脂腺,以黑白粉刺、丘疹、脓疱、结节、瘢痕等为临床表现。玄府郁闭、毛窍堵塞是发病的直接因素。《素问·生气通天论》曰:"汗出见湿,乃生痤痱……劳汗当风,寒薄为皶,郁乃痤。"汗为湿邪,重浊黏腻,易闭汗孔,若此时再感风邪或寒邪,卫阳不得外泄,郁于腠理,阻滞气机出入,郁于肌表,形成痤疮。

一个"郁"字道明机理。邪气郁闭、卫气内郁,气血受阻故也。内有情志失调,肝郁失疏所致。气郁于内，郁而化火，火性炎上，随循肝经行至头面部多发。更有"经前期痤疮"，可于月经来潮后逐渐消退，此更可佐证痤疮与肝气郁滞有密切关系。内郁火炎之证，当阻塞气机升降，治该因势利导，升降中疏理、疏理中泄热则火消。正如朱丹溪的《金匮钩玄》所说："凡火盛者，不可骤用凉药，必兼温散。"痤疮患者治疗，当以调畅气机，清泻郁热为要，倘若过用寒凉，损伤脾胃，土虚木乘，痤疮难愈。升降散一方四药，寒温并用，使三焦得以宣通，阳气畅达于外，气机出入得常，痤疮自消。

（5）慢性荨麻疹

当人体皮肤、黏膜小血管扩张及渗透性增加引起的局限性水肿反应为荨麻疹。皮肤瘙痒、大小不一、形态各异的风团，发无定处，骤起骤退，中医称为"隐疹""风疹块"，多见特异质体质患者。

该病乃本虚标实，禀赋不耐，气血羸弱，卫外不固为其基本病因。外因之风邪致外邪袭表，客于肌肤；内因之血虚而生风生燥，阻于肌表；内外风邪遏于肌表，气机失畅，疏泄失利。升降散亦属通里达表，疏风透疹之剂，升清兼顾祛邪降浊，勿忘益气和血，更以玉屏风散补气固卫，标本兼顾，奏效显著。

综上所述，升降出入是人体气机运动的基本形式，也是人体生命活动的根本。当邪阻人体气机，阳气郁遏不达，升出入不畅，则失其冲和之性，郁而化热、化湿化寒，瘀则百病由此而生，其共同的病机用杨氏升降散使得气机调畅，清阳升举，浊阴得降，气机升降出入复常，疾病自除。这就是我谨守病机，辨病辨证相合，有是证，用是方，因人、因时、因地制宜，灵活运用升降散的体会。

（整理：施维群）

十一、 海派医学对浙派中医发展的影响

　　说起医学流派,首先必须要明确中医学术流派形成的因素。上海中医药大学原校长严世芸教授提出构成中医学术流派的三个要素:第一以学术观点、学说为核心要素,必须有理论创新,形成有独到见解的理论体系;第二要有理论创新的代表人物;第三有一支通过师承或私塾途径,能继承这种学说理论、学术观点的队伍。

1. 海派医学形成

　　上海中医始于唐代,兴于宋末元初,盛于明清。在近代上海特定的社会、经济、文化背景下形成的,具有特定的内涵和地域特色的中医文化现象。摒弃门户之见,不断融汇、汲取百家之长而逐渐成为"无派之派"。海派中医更注重吸纳、借鉴国外医学特别是西方医学知识,倡导中西医汇通,钟情中医科学化。

　　在20世纪中,上海出现过多次大规模的国内移民潮,如费绳甫、丁甘仁、夏应堂、周雪樵、汪莲石、丁福保、谢利恒、王仲奇、恽铁樵、包识生、余听鸿、曹颖甫、朱南山、祝味菊、王子平等一大批名医名师,他们在上海的医疗实践中,随着社会变革、科技发展、疾病谱改变,不断创新,形成新的学术特色,后谓之"海派医学"。

　　(1)丁氏内科

　　第一代创始人:丁甘仁(公元1865~1926年),名泽周。当时的江苏省武进县孟河镇人,家世业医。师从马文清、马培之。1917年与陆渊雷、朱南山等创上海中医专门学校正式创办,后并开办沪南、沪北两所广益中医院,桃李满天下。

　　第二代传人:丁仲英、章次公、程门雪、严苍山、秦伯未、陈存仁等。

　　第三代传人:丁济民、朱良春、严世芸等。

　　丁氏研究外感热病,宗法仲景而不拘泥于伤寒方,宗温病学说而不拘于四时温病,其治法融汇伤寒、温病学说之长,用药轻灵,以轻去实。丁氏行医之时烂喉丹痧流行猖獗,亲身诊治万余人,积累了丰富经验。著有《喉痧症治概要》。丁氏兼通内、外、喉科,其医疗风格以"和""缓"为特色。在治疗外感病的过程中,必须把两种学说融会贯通,因人制宜,才能得到效果。

　　(2)国医大师——裘沛然

　　裘沛然(公元1916~2010年),出生于慈溪裘市村,中国国医大师、上海中医药大学和上海市中医药研究院终身教授。于1931年入上海中医学院学习深造,师从一代宗师丁济万(前清医擘丁甘仁之长孙),于1934年毕业。当时深得海上名家谢观、夏应堂、程门雪、秦伯

未、章次公等诸前辈之赞赏,并得到他们的指导,勤求博采,深谙岐黄之道,融通辨证施治。不久,裘老即独当一面,悬壶沪上。

1934～1958年裘老悬壶于慈溪、宁波、上海。1958年进入上海中医学院担任教学工作,主持编写出了6种针灸书籍,推动了全国针灸学术的发展。裘沛然先生善治疑难杂病,倡导"伤寒温病一体论",提出"经络是机体联系的学说"及"疑难病症治疗八法",对中医学的发展提出"中医特色,时代气息"八字方针,并对"中医可持续发展"战略提出独到见解。

(3)石氏伤科——石兰亭

第一代创始人:石兰亭。

第二代传人:石晓山。

第三代传人:石筱山、石幼山、石瑞青。

第四代传人:石凤霞、石印玉、石纯农、石仰山等。

第五代传人:石瑛、姜宏等。

"整体理伤,治病先识人"为石氏伤科临床一大特色,主张"注重调理脾胃、筋骨并重、手法结合微创"等理念。

(4)朱氏妇科——朱南山

第一代创始人:朱南山。

第二代传人:朱小南。

第三代传人:朱南笋。

第四代传人:董莉、孟炜、胡国华等。

第五代传人:陈静、王春艳、左玲、张飞宇、尹晓丹等。

注重调气血、疏肝气、健脾气、补肾气,肝肾同纲、肝肾同治,自拟"妇科十问诀"。

另有顾氏外科、陆氏针灸、董氏儿科、丁氏推拿等。徐小圃、石筱山、顾伯华、恽铁樵、周雪樵、蔡小香、丁福保、陆渊雷、章次公、祝味菊等大家均为海派医学之集大成者。

2. 海派与浙派

在海派医学这种"无派医学、包容开放"的学术氛围下,不可否认浙医学派的繁荣与上海中医有着千丝万缕的关系。同时,浙派医家对海派医学发展也起了促进作用,如董氏儿科、裘沛然、祝味菊等对海派发展贡献巨大。

(1)国医大师——何任

何任(公元1921～2012年),字祈令,别署湛园,浙江杭州人,中共党员,著名中医教育家、理论家、临床家。原浙江中医学院主要创建者。2009年被评为首届国医大师。潜心于中医教育事业,培养了一批中医药人才。擅长于中医内妇科、肿瘤病的治疗,致力于《金匮要略》的研究。

何老承家学公旦,又求学上海,承海派各大家所长,而后回浙江办学施诊,在海派医学、浙派医学传承及发展起到承上启下的作用!

1937年他考取上海新中国医学院。请教于各中医大家,包括谢立恒、丁仲英、祝味菊、徐小圃、秦伯未、章次公、章巨膺、包天白、章崇熙、何天禄等。1941年,何任毕业于新中国医学院。1947年,他在杭州开设了杭州中国医学函授社。1955年负责筹建浙江中医进修学校并任副校长。1959年该校发展成为浙江中医学院,他担任副院长。1979年被任命为院长。1984年,开始任浙江中医学院顾问。

何老勤于著述,编写出版《金匮要略校注》等著作21部,发表学术论文302篇,被日本汉方界誉为"中国研究《金匮要略》第一人"。

(2) 董氏儿科

第一代创始人:董云岩(公元1798～1876年)。

第二代传人:董丙辉(生、卒无从考证)。

第三代传人:董水樵(公元1857～1920)字乾增,号质仙,堂名四勿轩,户名"隆盛房"。

第四代传人:董廷瑶(公元1903～2002年),字德斌,号幼幼庐主,被誉为当代中医儿科之泰斗。

第五代传人:董维和(公元1919～1972年),字味和,号纯学。

第六代传人:王霞芳、董幼祺。

第七代传人:董继业、李战等。

董廷瑶,1979年被聘为上海市高级技术职称评定委员会委员;1980年担任上海市中医文献馆馆长兼任上海市中医研究班班主任,上海市中医院顾问,《上海中医杂志》顾问;1988年被聘为上海中医药大学客座教授;1990年获国务院颁发的特殊津贴和奖状,同年12月被评为首批500名全国名老中医之一、上海十大名医之一。编写《董氏儿科》一书,注重"推理论病,推理论治",书"小儿用药六字诀","轻"居首位。

王霞芳,师从董廷瑶,上海市黄浦区中西医结合医院分院(名医堂)主任医师,国务院政府特殊津贴专家,全国第三、四届老中医药专家学术经验继承工作指导老师。研制成小儿厌食症的口服和外敷验方"开胃散"。"指压法治疗小儿吐乳症""王霞芳论治小儿脾胃病"等课题已通过鉴定。

董幼祺现为浙江中药大学附属宁波市中医院副院长、儿科主任、主任,浙江中医药大学、江西中医学院兼职教授、硕士研究生导师,第四批全国老中医药专家学术经验继承工作指导老师,浙江省名中医,宁波市名中医,现董氏儿科主要传承负责人。

(3) 近代浙东、浙西名医

浙江历代名医辈出,亦以浙东为最,陈藏器、日华子、滑寿、赵献可、张景岳、陈言、柯琴等,无不享誉盛名。甬上范氏内科、宋氏妇科、陆氏内科、董氏儿科等享誉江浙沪。在海派医学和浙派医学的影响下,清末民国以来浙东中医名家有作为、敢担当。诸如宁波人范文虎因常对穷人赠药而无积蓄,还自谓"但愿人皆健,不妨吾独贫"。董廷瑶、陆银华、宋光济等医术传至上海,学派间互相学习,以精湛的医术赢得沪上民众对董氏儿科、陆氏伤科、宋氏妇科的赞誉。

何廉臣（1861～1929），字炳元，绍兴人，后行医上海，访学蔡小香、周雪樵等上海名医，与之参与上海医学活动，后一起成立"中国医学会"。何氏学术上主张伤寒尊绍派，温病重伏气。何氏治吐血（肝硬化食管胃底静脉曲张出血为其中之一）四法——止血、消瘀、宁络、补虚，强调肝旺气冲者"轻者桑丹泻白汤化裁，重者新加玉女煎化裁"等。

范文虎（1870～1936），字赓治，宁波人，仁术济世，乐育英才。1927年宁波霍乱猖獗，范氏振臂义行，自任院长，聘请海派大家祝味菊为副院长，开设中医时疫医院，活人无算，造福百姓。范氏，重运气、法仲景、擅经方、长温病。在肝病吐血中，习用两方：附子理中汤、生熟地方，屡获奇效。

钟一棠（1915～2016），我国第二届国医大师候选人，百岁国医大家，宁波市中医院创办人，在医疗科研教育事业上默默耕耘八十余载，被誉为"甬上中医泰斗"。钟氏学术强调辨证入微、四纲挈领，调气补肾，法宗李叶，理偏求"和"是钟氏内科代表性传承人。钟氏在治疗慢性乙型肝炎、肝硬化上亦见解独到，主张剿扶并用辨治慢性乙型肝炎；育阴养肝法主治肝硬化。钟氏认对慢性乙型肝炎的治疗从辨病与辨证相结合入手，既重视检测指标，又重调整机体整体状态，论病机正虚邪恋、瘀毒内结。他认为长期反复使用清热解毒、疏肝利湿、活血化瘀等祛邪方法，难免有损伤机体、劫夺正气的弊端，易正虚邪恋。立治则剿扶并举、祛邪务尽。肝硬化护肝阴很重要，即使出现黄疸或腹腔积液，亦不能过用茵陈、泽泻等苦寒、清热、利尿之品。凡舌质光红无苔或少苔，脉细涩者，多属阴伤，急宜养护肝胃之阴，但养阴之药不可过于滋腻。肝硬化多见夹瘀之症，常用牡丹皮、赤芍、桃仁、茜草等凉血活血之品，稍重可用三七、制鳖甲、龟甲等活血软坚散结之类。活血化瘀药物若过峻、过多、过重，对肝脾之藏血与统血不利，容易大出血，需谨慎。

俞尚德（1919～2020），浙江省诸暨人，主任中医师，全国老中医药专家学术经验继承工作指导老师、浙江省名老中医。20世纪30年代师从上海名医蔡济平先生。1955年调入杭州市第一人民医院，负责组建浙江省第一个综合性医院的中医科，任科主任。1960年调入杭州市第四人民医院，组建中医科，任科主任，建立杭州市第一个中医肝炎病房。在20世纪60年代中医临床肝病科还未全面独立分科建设的背景下，俞老成为浙江省中西医临床肝病的领军人物。俞老毕生钻研脾胃，倡导中西医结合病"审病辨证，辨证治病"的诊疗思维。治疗急性乙型肝炎，自拟解毒活血方，认为其应加强清热解毒、活血通络，以免隐患。俞老治疗慢性乙型肝炎，强调肝脾同调，肝肾同源，久病入络。前期以清热解毒为主；中期以活血化瘀为主；后期以补益脾胃或滋养肝肾，兼清化通络。他治疗肝硬化以行瘀通络为主，补脾、益肾、和肝为辅等。

潘澄濂（1910～1993），中医学家，生于浙江省温州市，1929年毕业于上海中医专门学校，在上海中医学院、上海中国医学院任教，同时为人治病。1956年他被邀到杭州，负责组建浙江省中医药研究所，并于1958年7月正式挂牌。历任浙江省中医药研究所副所长、所长，中华全国中医学会第一、二届理事和浙江分会副会长。潘老长期从事中医临床与医典的研究工作，对肝炎、肝硬化等病的诊治有独到之处。著有《伤寒论新解》《潘澄濂医论集》等。

潘老重视对肝病重型病症的救治,凡消化道症状严重、黄疸迅速加深、精神疲乏、烦躁不宁、苔黄燥、脉滑数或细数的,虽起病仅三五日,须防暴发型肝炎的可能,每趁其未陷昏迷,急以基本方加黄连、黄柏、大黄以通涤胃肠热毒。对已出现狂躁,或伴出血倾向,苔黄燥,舌质红的,上方加神犀丹解毒凉血,以遏止病情恶化。

卢良威(1946~　　),浙江中医药大学教授、主任中医师,研究生研究导师。曾任中华中医药学会内科肝胆病学组委员,浙江省中医药学会肝病分会第一届主任委员。他潜心中医药抗乙型肝炎病毒的临床研究,自立整体调控法,用扶正抗毒方治疗慢性乙型肝炎;长期致力于肝纤维化的中医本质研究。他认为清除疫毒、抗病毒乃治其本;补肝肾、健脾胃、调节免疫、控制疾病进展;活血渗湿、抗肝纤维化、既病防变。

余国友(1955~　　),浙江余姚人,浙江省名中医,第五批全国老中医药专家学术经验继承工作指导老师,浙江大学附属第一医院主任中医师,博士生导师。1975年,他就读于上海中医学院。潜心中医、中西医结合医疗教学40余年,主要从事中医药防治肝系疾病。早年提出了"中西互用、协同互参、扬长避短"的学术观点,创立"识病辨证、治证兼病"的独特学术理论,突出"以人为本,以病为标"特点。善用经方,遵古创新;善抓主症,分期论治;专病专方,用药灵活。重视理气活血、清热解毒的治法,对淤胆、重型肝炎、结石、肿瘤所致的黄疸疗效显著,自拟"玉杖丹"治疗肝纤维化、肝硬化疗效良好。对肝移植后黄疸的中医认识,提出"毒、瘀、湿阻"的病机特点,以清热解毒、活血化瘀、化湿理气为治疗原则。

3. 浙派医学

浙江省乃"文化之邦",地灵人杰,历代名医辈出,中医学术流派纷呈,诸如医经学派、钱塘医派、伤寒学派、丹溪学派、绍派伤寒、温病学派、永嘉医派、温补学派、针灸学派、本草学派十余家。

(1)丹溪学派

丹溪之学主要表现在理论思维的严谨性、完整性及批判性。丹溪学派的传人汪机、程充、方广等,将丹溪的学术融入新安医学之中,产生了"新安学派"。

代表医家:赵道震、赵良本、赵良仁、朱玉汝、朱嗣汜、戴士垚、戴思恭、楼英、王履、徐彦纯、虞抟、刘纯、王纶、汪机、薛己、程充、方广、孙一奎等。

(2)永嘉学派

永嘉之学认为"医事之要,无出三因""倘识三因,病无余蕴";确立了"辨证求因、审症求因"的诊治原则,以及病因、脉象为纲的方剂分类体系。其《三因极-病证方论》说一直被后世医家学派所沿用。

代表医家:陈言、王硕、孙至宁、施发、卢祖常等。

(3)温补学派

温补学派提出了"真阴真阳均不足"论。著有《医贯》《景岳全书》等。

代表医家:张景岳、赵献可、冯兆张等。

（4）医经学派

编著有《黄帝内经素问注证发微》《黄帝内经灵枢注证发微》《素问集注》《灵枢集注》《素问直解》等。

代表医家：张景岳、马莳、张志聪、高世拭、莫枚士、余樾等。

（5）绍派伤寒

提出六经主百病，即把《伤寒论》之六经，推为百病之六经，辨证施治时可兼容卫气营血学说与三焦学说。

传承简表：张介宾（明）—俞根初（清）—任沨波（清）—何秀山（清）—何廉臣（民国）—何幼廉（民国）—曹炳章（民国）—徐荣斋（1911~1982）。

其他绍派医家：章虚谷（清）、赵晴初（清）、邵兰荪（民国）、傅再扬（民国）、陶晓兰（民国）、胡宝书（民国）。

（6）针灸学派

浙江针灸名家：王执中、闻人耆年、滑寿、高武、杨继洲等。

明代高武著《针灸聚英》、衢州人杨继洲著《针灸大成》、马莳《灵枢注证发微》，集明以前针灸基础与临床之大成。《针灸玉龙经》《秘传杨敬斋针灸全书》《类经图翼》《医学纲目》等也间有发挥。

（7）伤寒学派

浙江伤寒学派以宋代朱肱、明代陶华、清代柯琴、张志聪为代表，著《伤寒六书》《南阳活人书》《伤寒来苏集》等。

另有本草学派、钱塘医派、温病学派等在此盖不赘述。

4. 传承创新中我们团队向海派、浙派等大家的学习过程

我青年时曾师从俞尚德先生，随师在首个中医肝炎病房学习肝病诊治的经验。"文革"后就学时有幸多次聆听何任老先生谆谆教诲，学经典、受启发，对仲景"见肝之病，知肝传脾，当先实脾"等有了更深切体会。从事中医肝病40余年来，在各学术流派影响下，潜心临床，总结自己的肝病诊疗思路方法，对于慢性乙型肝炎、肝硬化、肝肿瘤、妊娠肝病等疾病都有一定的经验、教训。

在俞尚德先生的鼓励把关之下，我们肝病科开展"一秒钟肝穿术"，为浙江省中医肝病之首例。慢性乙型肝炎在治疗上以"抗病毒"结合中医药"调节阴阳平衡"为旨；以疏肝益肾健脾为主导，创"芪灵合剂""二至合剂"为阴阳平衡调节经验方。对于肝硬化，中医方面以"养肝通络、脾肾兼顾"为主导。偏"血分"者，以血府逐瘀汤和逍遥散化裁；偏"阴分"者，以二至丸和六味地黄汤化裁；偏"阳分"者，以金匮肾气丸和补中益气汤化裁；兼黄疸者，参以驱"气分湿热，或血分瘀热，或寒湿药对"；兼臌胀者，参以"五苓散、四逆散、五皮饮、平胃散"化裁等。慢性肝病是以"柴胡诸剂""温胆汤""胃苓汤"等多见，佐以理气活血药等。

妊娠肝病也是在俞尚德先生的指导下开展的。从1997年建立浙江省首个妊娠肝病病

房。强调妊娠肝病不论是与妊娠有关的肝病,还是肝病合并妊娠,早期诊断至关重要;中医治疗推崇"产前宜凉,产后宜温"的原则。即"产前清热凉血,产中预防出血,产后温补退黄"等必须抓住的重要治疗环节;对孕妇施以"疏理、化湿、和中、安胎、清热、降酶、温补"等多种方法;用药过程中尽量避免香燥走窜,温热耗气,活血攻逐类药物,以防出血、早产;产后应酌情运用温补、活血、退黄之品,加强对肝脏及全身的支持。

5．中医外治法的继承与创新

1）自创中药"清肠合剂"保留灌肠治疗重症肝炎、肝硬化高黄疸、内毒素血症。

2）中药"透脐消臌贴"治疗肝硬化腹水、门静脉高压。

3）中药黄芪针穴位注射治疗慢性乙型肝炎、调节免疫功能。

上述成果均获得国家发明专利,并获得浙江省科技进步奖、中华中医药科技创新奖等省部级、厅局级奖励。

另外,肝性昏迷的中医机理为"湿热蕴结,气机逆乱",并"难以用传统温热病中逆传心包解释"的观点。在肝纤维化的进程和中医"肝胆同病"的病理相关性研究中发现"肝胆同治"的治则。对于棘手的淤胆型肝炎,在修复肝细胞损伤、疏通肝内胆管、加速退黄方面的疗效远远胜于单用中药或西药。

海派医学,百家荟萃,群芳争艳,兼收并蓄,追求创新。无论浙派医学还是海派医学,它们在建设、传承、发扬的道路上总是互相借鉴、学习的。人文、地理环境等客观因素使浙派医学受海派医学的启发和影响意义深远。

中医学是哲学指导的学科,因此学派之间的文化交融更体现出"中庸之道"的具体化,这共同促进了祖国医学传承与创新。如在杭州举行的二十国集团(G20)领导人峰会所提倡的"创新、活力、联动、包容"精神,对当代的中医学发展也许同样适用。

（整理：施维群）

十二、 我在教坛和医坛的 N 个第一次

　　第一篇医学论文为《呃逆治验一例》在杭州市第四人民医院（现杭州市肿瘤医院）中医科《论文汇编》上刊出，1978 年。

　　第一篇依据院内科研课题"胚胎组织液穴位封闭治疗支气管哮喘"的成果论文《胚胎组织液对 36 例支气管哮喘患者的疗效分析》发表于院级刊物，1979 年。

　　学经典、跟临床的第一篇笔记《内经知要一得》发表于院级刊物，1980 年。

　　初生牛犊不怕虎，第一次与上海中医药大学朱抗美教授开展学术争论，撰写论文《胃不和则卧不安是指失眠吗？》（与朱抗美教授商榷）。中心思想为查阅文献后提出，《黄帝内经》"胃不和则卧不安"指的是"饮食后胃胀满不得平卧"，由上海中医药杂志编辑部进行沟通和信件往来。

　　第一篇外文翻译文章为《胰岛素库的可控调节》，于 1981 年 3 月发表于浙江科技简报。

　　第一次参加浙江省中医肝病学术会议并在大会发言，并在 1984 年 10 月写了一篇论文，题为《肝昏迷的中医机理浅探》并被推荐至全国大会交流。

　　第一次参加全国中医肝胆病学术会议（大连），1985 年 10 月发表大会报告《肝昏迷的中医机理浅探》。

　　第一次获得杭州市自然科学优秀论文奖的文章为《86 例肝昏迷的诊治探讨》（1986 年）。

　　第一次被杭州市卫生局选编的优秀论文是《重型肝炎从瘟疫论诊治》，并被《浙江中医杂志》于 1987 年第 9 期发表。

　　第一篇健康教育文章《肝炎病人用药忌宜》，于 1992 年 1 月发表于《大众健康教育》。

　　第一篇被国际学术会议所录用的论文为 *The therapy promoting blood stasis for cholestatic hepatitis*（1995 年 11 月发表于第二届学术肝病大会）。

　　第一次获得杭州市医药卫生科技进步奖项的文章为《中药降低五味子制剂停药后谷丙转氨酶反跳的临床研究》（1996 年）。

　　第一个动物实验的课题为《高旋磁对肝纤维化的影响研究》。

　　第一次被评为杭州市医药卫生优秀科技工作者（1995～1996 年度）。

　　第一次担任地市级专科—杭州地区妊娠肝病诊治中心负责人。建设期 1997 年 6 月起，此项目开展后，两年内统计收治患者 100 余例，其中治愈好转率 90%，婴儿存活率 95%。

　　第一次获杭州市医疗卫生成果奖项的文章为《肝硬化失代偿期怀孕后产下一男婴》，于 1999 年 11 月发表于杭州日报。

　　第一次成功申报杭州市中西医结合重点专科—肝病专科，并为学科带头人。项目启动

时间为 1997 年 11 月。

第一次获得浙江省自然科学优秀论文奖的文章为《慢性乙型肝炎患者外周血 T 细胞标志物的表达》(2005 年)。

1999 年被"浙江医药卫生科技"特聘为特约记者。

2000 年第一次成功申报浙江省中医药科技项目"中药脐部贴敷对肝硬化门脉血流的影响研究"。

2001 年第一次离开市级医院,来到省级中医药大学附属医院,开始了新的职业生涯。

2004 年被学校评为硕士研究生导师,带的首位硕士研究生为蔡国英同学。

2005 年第一次被评为教授职称。此为浙江中医药大学附属第二医院首位,也是当时唯一一位教授。

2006 年建立浙江中医药大学附属第二医院肝病重点实验室。同年肝病科被医院评为院级重点专科,我为专科负责人。

2006 年第一次被选为中国中西医结合学会肝病专业委员会委员,同年任浙江省中西医结合学会肝病专业委员会副主任委员,并建立浙江省中西医结合学会抗肝纤维化学组,我任组长。

2007 年成功申报浙江省中医药重点专科,后更名为浙江省中医名科建设项目。我为项目负责人。

2008 年成功申报国家中医药管理局中医重点专科建设项目,我为学科带头人。

2011 年第一次领衔国家"十一五"肝病重点攻关项目,并为浙江省分中心任负责人。

2012 年第一次成功组织主办浙江省疑难肝病研讨会,对一位肝癌患者和一位乙型肝炎育龄妇女的抗病毒诊治,进行高级别分析讨论。结果妇女妊娠成功,并顺利产子;肝癌患者至今存活已 17 年。

2012 年首次担任浙江大学高级管理人员工商管理硕士(executive master of business administration,EMBA)授课讲师,给学员上的第一堂为"健康心理学"。

2013 年第一次被选为浙江省中医药学会肝病分会第二届主任委员。

2014 年应邀前往山西中医药大学首次为老师们授课,题为《老师的范,学生的伴》。

2017 年倡议并着手筹建浙江省中医药学会名老中医经验与学术流派传承分会,次年任分会第一届主任委员。

(整理:施维群)

我医学教学生涯的 40 年

1972～1974 年,中医学徒期间,除了自己领悟怎么学中医以外,重点关注老师怎么教。1972 年 11 月 25 日来到杭州市第四人民医院(现杭州市肿瘤医院)中医科对什么都感到比较陌生,更别提学中医了,结合自己在高中期间的成长进步,多么希望再有一个好的老师,这是我唯一的希冀。于是我边抄方边学经典、边临证边听课,临证时跟师会诊、门诊,听课内容往往是老师教授的中医课,我还去杭州市卫生学校听西医课。跟师会诊期间我聆听了老师对于竹叶石膏汤证与激素的有关理论,聆听了关于肝萎缩诊断的步骤,以及提壶揭盖的治疗方法问题解答,应该说是比较充实的,令我初步领略到教与学的魅力。在学习笔记及心得体会的撰写中,根据老师的要求在学习《黄帝内经》入门之前先看李中梓的《内经知要》。这部书成书年代较近,浅显易读易懂,就在这个时候我对《内经知要》进行了全面的精读,包括某年河北地区乙型流行性脑炎流行的情况,以《内经知要》当中的一些观点加以剖析,这就是一个自我学习、自我教授的开端。

满师以后成为中医士,开始重点学习现代医学知识,同时又传授中医知识。形式往往是上午在杭州市卫生学校医士班听课,下午在此班讲授中医课,边听课边授课,这是对我相当有利的学习方法之一。在临床科室的轮转和查房当中,我也碰到过几件令我吃惊且难堪的事儿,比如说,我在内科写一份风湿性心脏病患者的病历时,写了 5 次均未通过,直至被科主任连病历扔到了楼下。当然这个过程当中也有收获,跟随医疗队外出巡诊时遇到外科医生人手不足时,我主动当助手帮助拉钩。曾经就为一位患乙型肝炎肝硬化且胃穿孔的患者拉过钩时,并触摸到了他偏硬的肝脏。这位患者是一位 72 岁高龄的肝硬化患者,但白天能挑上 100 kg 的谷子,晚上能喝 250 g 的白酒,说明肝硬化的代偿能力还是非常强的。我一边学习一边临证,还带教西学中的学员,令我印象深刻的是一位浙江医科大学附属第二医院保健科的毛医生,他跟着我抄方试诊,当时因为她的年龄跟我母亲差不多,很多患者就自然地把病历放到毛医生的桌子前,而我这个桌子空空如也。但当一看见毛医生在写好病历处方交我审核时,其他患者又将病历本转到我的桌子上。这个问题我深思了很久,当然中医诊病跟年龄有一定的关系，另外要求我们坐得住、耗得起，临证时不但要认真负责，并做全面的评估以赢得患者的信任，这是非常关键的。在获得中医师资格以后，我在肝科病房带教实习生、见习生，这个无疑对我的教学也是一种促进，我需要边临证边外出学习，这种情况往往会被繁忙的门诊工作、病房查房所挤兑，也会引起同科室其他医生的一些不满，因为科室人员实在太紧张了，故有人会说你如果要学习，就应该利用你自己的时间，就在这种情况下完成了自我的理论学习和学历教育是多么的艰难。从"中医经典著作提高班"到浙江中医学院的大专班再到本科函授班，我接触了许多授课老师，他们的授课技巧、理论与临床实践的结合至今还深印在脑海之中。升中级职称以后，我当了大学的兼职讲师，分管医院医教部门的工作，负责全院见习学生的教学和各科室的教学查房的监督和检查工作，推出24小时住院医师留院制的工作。我成为全院二三十名住院医师的留院读书的陪读者，顺便把自己读初中的女儿也带到教室，让她感受学习的氛围，并按时完成当天的作业。通过这些，我的教学工作也有了一个新的飞跃。当年被聘为杭州医学高等专科学校内科学的副教授。

1998年之后，作为硕士研究生副导师，指导培养身边的两位住院医师，完成了"高旋磁防治肝纤维化的实验研究"课题；"肝胆同病的病理与临床"的SCI论文。1998年，年近45岁的我参加了浙江大学心理学社会-新生心理研究生进修班的学习，为今后的心理学授课、心理咨询门诊的开设打下了坚实的基础。2003年，在浙江中医药大学附属医院工作后，我考取了教师资格证，申报了中医学硕士生导师及教育系列教授职称等。2004年，招收了第一位硕士研究生。2005年被浙江省教育厅批准为教授。在2003～2014年的11年间，担任浙江中医药大学第二临床医学院的中医教研室主任，参与管理第二临床医学院的教学督导工作，承担了中医学、传染病学、医学心理学、医患沟通学等课程的教学工作，多次被评为优秀带教老师。担任硕士生导师以来的19年间，带教临床研究生22名，攻读在职硕士学位5名，协助带教西医学博士2名，开展2个校级教学科研的研究。带领自己的研究生在本科班教学中开展PBL教学，探索教学改革的新路。

2017年被国家中医药管理局批准为第六批全国老中医药专家学术经验继承工作指导老师后，积极承担国家第六批2名师承人员的教学传承工作，并带教金华市和浙江中医药大学联合培养的中医药师承人员2名。另外，还根据国家师承政策招收师承人员4名、规范化培训人员5名。2008年浙江省名中医工作室的建立，我分设了海南省中医院、杭州师范大学附属医院、临平区中医院、缙云县中医院、青田县中医院、安徽省郎溪县中医院等6个工作分站，带教数十名中医工作人员。2020年新冠疫情发生时，工作室组建非常时期读书群，开展理论学习、临证交流、疑难病例讨论、科研设计、论文汇报等多项学习，受到学校研究生处的表扬。

回顾教学生涯，1993年被医院任命为医教科长，全面负责医疗、教学、科研、医保、对外联络等工作。值得一提的是，无论行政工作如何繁忙，人手有多么紧张，管理工作也不松懈、业务工作也不脱空，坚持每周半天的专家门诊、半天的普通门诊和半天的病房重点查房，曾被评为杭州市优秀医政干部、杭州市医疗卫生优秀科技工作者。如此成绩，原动力还是来自于我的老师俞尚德先生的谆谆教诲,"我们忙一点没关系,自身业务提高是真道理。"

1995～1997年,政府着重抓医院的教学医院建设,开展摸家底、定制度、遴选带教老师、观摩大学教学等,终于与相关医学院校如浙江医科大学、温州医学院、浙江中医药大学杭州医学高等专科学校等签订了教学医院或实习基地的协议,使医院的教学工作走上正轨,也为自己的教学生涯奠定了企稳走远的基础。

(整理:施维群)

一、 了解《黄帝内经》的入门之作《内经知要》

《内经知要》作者李中梓(1588~1655),字士材,号念莪,又号荩凡居士。出身官宦之家,华亭(今上海市)人。父尚兖,字补之,号震瀛,1589年中进士,曾任职兵部和吏部。兄中立,字士强,又字正宇,号念山,曾任浙江按察、四川主考、大理寺卿右评事。兄中植,号念曾,系著名学者,兼通医药。侄延,原名彦贞,字我生,后改辰山。又字期叔,亦曰寒村,号漫庵。师事中梓,著有《补撰药品化议》(一作《辨药指南》)(14卷)、《医学口诀》《脉诀汇辨》(10卷)、《痘疹全书》。李氏青年时曾应科举,因多病且子死于庸医,转而习医。著有《内经知要》《药性解》(6卷)、《医宗必读》(10卷)、《伤寒括要》(2卷)、《本草通玄》(2卷)、《病机沙篆》(2卷)、《诊家正眼》(2卷)、《删补颐生微论》(4卷)、《李中梓医案》等。《诊家正眼》《本草通玄》《病机沙篆》三书于1667年汇刊在一起,署曰《士材三书》。弟子有沈朗仲、尤乘、华藻等。沈朗仲传马元仪,马元仪传尤在泾。

我师戴季徐先生在我入门时推荐我阅读的第一本书便是此书。通过泛读,我对李中梓的生平有了初步了解。李氏年轻时广泛涉猎群书,为的是应对科举考试。后来他从事医学行业,深入研究并取得了显著的成就,他的诊疗方法常常奇效显著。晚年他专心著述,写下了许多著作。《内经知要》是李氏众多著作中的一部分类选择性的作品。他从《黄帝内经》中选取了一部分内容,分为上下两册,按道生、阴阳、色脉、脉诊、脏象、经络、治则、病能等8个部分进行分类编写,每个部分形成了一篇文章。这8个部分的内容来自《灵枢》《素问》的55篇,共计81条原文。这81条原文重点突出,具有明确的纲要性质,因其简明扼要又全面系统而在世界上享有盛誉。他的分类方法对后世影响深远,现代中医理论教材的章节类别基本上遵循了李氏的分类原则。李氏一生精通《黄帝内经》,他抓住了其中的重点,删减了烦琐内容,采用有选择性的分类方式,编写成了《内经知要》,使得《黄帝内经》的内容更加精练简要,使后学者更容易学习。因此,这本书至今仍受到后学者的热爱和推崇。

李氏注文以发挥阐释见长。《素问·阴阳应象大论》曰:"壮火之气衰,少火之气壮。壮火食气,气食少火。壮火散气,少火生气"。其中壮火与少火诸家多出歧义。李氏注云:"火者,阳气也。天非此火,不能发育万物;人非此火,不能生养命根,是以物生必本于阳。但阳和之火则生物,亢烈之火则害物。故火太过则气反衰,火和平则气乃壮。"李氏把"少火"解释成为"阳和之火";"壮火"解释为"亢烈之火",联系了自然界来类比人体,阐发阳气平和及亢烈之间的辩证关系,以揭示人体因阳气的作用而产生生理和病理的相互关系,说理方法浅显易懂。时至金元年代,朱丹溪在《黄帝内经》"少火、壮火"说的基础上,又承刘河间火热论、李东垣阴火说,吸取陈无择、张子和的若干观点,提出了相火的生理病理理论,着重阐述君火与相火的区别,认为相火寄于肝、肾二部,是一切生命活动的基础。

李氏受《黄帝内经》及名医李杲、张介宾医学思想的影响,认为人的先天之本在于肾,肾为脏腑、三焦、十二经脉之根本;而后天之本则在于脾胃,人出生之后全赖脾胃的营养,人有胃气则生,无胃气则死,倘若胃气一败,百药难施,必死无疑。他还认为人体和自然界一样,只有水升火降,阴阳相交,才能维持人体的生长与健康。他的"无阳则阴无以生,无阴则阳无以化"之说,在强调人体阴阳平衡与相互转化的同时,更注重阳气对人体的影响。

李氏善于用丰富的临床经验来进行注释,使其注文更加翔实精当。《素问·通评虚实论》曰:"邪气盛则实,精气夺则虚。"李中梓指出:"此二语为医宗纲领,万世之准绳;其言若浅而易明,其旨实深而难究。"精辟地指出正与邪之间看似简单、实质深奥的辨证关系,指明邪气和精气的含义、实证的特点、虚证的机制,使注释步步深入,层次分明。

李氏强调防病治病学的重要性,对"逆从阴阳,分别四时"的辨证阐释重在"治病必求其本",注重机体内环境的变化,关注自然界对病机、病位变化的动态影响。例如,"必先岁气,毋伐天和"就是用药也需观察气候,适应生长收藏的天地常道。

反复学习以后,我有了新的临床的领悟。实例有三:其一,1964年北京地区乙型流行性脑炎爆发,由于常态下因温热内传,由卫及气,用气分大热的辛凉重剂白虎汤每每获效。然次年石家庄地区的再度流行却使用不效。后经分析,是年湿气盛、阴雨绵,热中夹湿的特定气候,需选用苍术加白虎汤才获良效。其二,1976年本人在浙江萧山头蓬围垦地区巡回医疗时,发现风湿病、肾病、哮喘病居多。按常理,肾炎一般予以益肾利尿消肿;类风湿病予以温经通络止痛;哮喘久病予以纳肾平喘,但疗效并不理想,受前例之感悟,结合当地气候特点,对临床特征进行分析,调整治疗。围垦地区处于杭州湾"喇叭"口,风胜湿盛,肾炎多为风水型;类风湿多为风寒、风热型;而哮喘则多为风痰型。遵循"逆从阴阳,谨守病机,各司其属。有者求之,无者求之,盛者责之,虚者责之。必先五脏,疏其气血,令其调而致和平"(《内经知要》)的治法,重用祛风药,即获增效。其三,从2020年初开始流行的新冠病毒感染,为何中医专家提供的治疗方案中东西南北不同地域所提供的各不相同,以至于国家层面的诊疗方案也几经波折。其实这里也有地域气候的不同,治法各异。东南沿海潮湿闷热、大西北干燥昼夜温差较大、东北地区天寒地冻日久……所用的治则、具体的中药方剂怎会一致呢?难怪有推荐用连花清瘟胶囊的、藿香正气散的、柴胡桂枝甘姜汤的,甚至有用达原饮和升降散的……,这是"必先岁气,毋伐天和"的深刻含义就在其中。

对于李氏的《内经知要》,秦伯未先生谈到《素问·阴阳应象大论》时指出:"因其轻而扬之,因其重而减之,因其衰而彰之……"关键在于一个"因"字,含有因事制宜和因人而施的意思。其实,因时、因地、因人而施是《黄帝内经》预防治疗学的精髓所在,临证中应对其特别重视,牢牢把握好辨证法这个法则。

文章末尾我谨以李中梓先生《内径知要·序》中的一段话作为结语。学习《黄帝内经》,正如先生所云"惜乎书可补读,理可渐明。其如笼中药物。悉非古之道地所产及时采取者矣。医岂易知而易为者哉,然亦不可不知者也。"愿初入门者如获至宝,愿医门之家精雕细琢。自己通过学习实践,深知内经入门难,只要我们借助《内径知要》的台阶,就一定能深入其中。

（整理：施维群）

二、 传道授业，忆师诊治经验的传承再悟

师者,传道授业解惑也,从中医师承执教之法"诵、解、别、明、彰"之要义,通过多诊识脉、恒于临证,揣摩、领悟积其能,方能感受名医纷现、宗师迭出,流派纷呈,风骚各领的中医气象。近50年临证中对老师的诊治经验传承和发展的再领悟,进一步梳理老师在肝病治疗中的点滴经验及自己创新的体会,一步一步整理成文,以馈读者及众弟子。

《黄帝内经》以岐伯、黄帝"一问一答"的形式奠定了中医学师承之始。"岐黄传人"故应运而生。然古之师承有三:业师授受、家学相传、私淑遥承。自该处从师而成代有人才,可谓青出于蓝而胜于蓝,乃有名家辈出,学派流衍,卓有建树,续其余绪,与师齐名等中医师承之繁荣。

师传之法有其二:著书传于弟子和经验弟子整理,这里学生承衍功不可没。可谓学无师无以得高明,术无承无以得传薪,这些师生共传之道犹如子贡说"夫子之墙数仞,不得其门而入,则不见百官之富、宗庙之美"。在此列举几个历代师承人才的例子。

宋代儿科大家钱乙,少时曾随姑夫学医,著《小儿药证直诀》(8卷),后学阎季忠,追随其数十年,直至整理《小儿药证直诀》为幼科鼻祖;清代名医叶天士,自年12～18岁跟过十七位师门,闻某人善治某症,即往执弟子礼;近代名医丁甘仁早年师从马文值、汪莲石等名家,近世名医秦伯未、程门雪、黄文东皆出其门。

私淑,多为崇仰其学而未能得其亲炙,仍继承其术而加以滋广发皇者。传私淑所成:南北朝名医徐之才,祖传六世,出名十一人;金元时期成无己,危亦林、张从正卓然承家学而成名;外科名医王维德,幼承家训,以著《外科全生集》而名扬于世;王孟英习医初崇《景岳全书》,后经母训诫而改弦更张,重温热病……这是绵绵沛沛,江河长流的中医药学历史传承的一点缩影。

进入杏林,我走过边学边记边领悟的五十载。追忆吾师的临证经验,回顾自己的临证之路,愈发觉得学无止境,传承之任务艰巨。

俞尚德先生,自号布衣郎中,是我国著名的脾胃病专家,1972年起,吾有幸跟随俞老学习。俞老十分欣赏清代袁枚"不学古人,法无一可;竟似古人,何处著我"的治学理念,对很多疾病都有自己独到的见解。从医五十载,吾师谆谆教导至今仍历历在目。

1. 俞老的黄疸阴黄、阳黄考辨

黄疸一证,《黄帝内经》已有论述。近世医家,对黄疸的辨证,主要分为阴黄、阳黄两类,且一般均以黄疸色泽之鲜明如橘或晦如烟熏,作为判别阳黄、阴黄的重要指征。然先生查阅

昔贤所论,实未尽然,且对阴黄、阳黄的认识也颇不一致。这些对各类黄疸的诊治都产生一定的困惑。重温先生的论述实为有临床意义。先生认为阴黄、阳黄名称溯源来看,黄疸分类独未尽然。《诸病源候论》无阳黄之名;《圣济总录》36种黄疸的分类中也未提到阳黄。阴黄、阳黄是否为历代医家对黄疸的主流分类法,值得商榷。

归纳为六点的历代各医家观点分析,阴黄、阳黄并无定论,有否认有阴黄之证,或认为阴黄是罕见的。且看:太阴寒湿过盛,由误治传变而来的为阴黄;脉证都显示为脾肾阳虚的为阴黄;脾肾两虚,气血不足,面色不华而发黄的为阴黄;寒湿郁久化热,以致津枯血燥,肤色暗黄的为阴黄;女劳黑疸之轻者为阴黄。历代医家对阴黄能否与阳黄并列认识各异。

(1)黄疸色泽的临床意义

以色泽明亮为黄疸之偏于热胜者,色泽晦暗为偏于湿胜者;以色泽明亮者为阳黄,色泽晦暗者为阴黄;以色泽明亮为热偏胜,即是阳黄,色泽晦暗为湿偏胜,即是阴黄;以色泽晦暗作为阳黄死证论。

(2)分辨阴阳

光从色泽明暗的辨证分类依据来辨阴黄、阳黄,较为不妥,甚至可导致治疗失当。对于黄疸初期常见的肝脾不调,黄疸恢复期常见的气血亏虚、气血瘀滞,更应由中医四诊合参所获的临床资料,结合现代医学实验室检验,从脏腑、气血辨证入手,但不能仅局限于阴阳辨证。

(3)先生留下的临证经验,指导我创新

重温先生五十年前的观点,黄疸的辨证分类依据,仍宜全面综合分析由四诊所获得的临床资料而作出判断,不能单凭黄疸色泽之明晦来辨别是偏于热胜还是偏于湿胜,当然更不可仅凭色泽即作出阴黄、阳黄的诊断。

当今随着医学科学的发展,以下不同疾病所致的黄疸,如病毒性肝炎、肝硬化、肝癌、胆道疾患、自身免疫性肝病等。黄疸变化多端,决不可偏执色泽为阴黄阳黄之说而胶柱鼓瑟以治。例如,先天性高胆红素血症、残留黄疸等究竟是属阳黄还是阴黄呢?

2. 从俞老救治重型肝炎到我以活血通络治疗络病

我用活血通络之治疗络病法,取得较好的疗效,这源于俞老运用山莨菪碱和东莨菪碱救治重型肝炎甚至肝性脑病的临床实践。

有毒而可恨又可爱的一味药——山莨菪碱(654-2),其临床应用成为俞老接受新事物、学习现代医学并实践中西医结合的又一次经历。20世纪70年代末80年代初,医疗界兴起了654-2改善微循环的热潮。唐古特莨菪茎叶及花有毒,但它的种子毒性更大!《神农本草经》言其"多食令人狂走,久服轻身,走及奔马,强志,益力,通神"。《雷公炮炙论》则云:"勿误食,冲人心,大烦闷,眼生星火"。此花以"浪荡"为名。而20世纪60年代,中国医学科学院药物研究所的工作人员从茄科唐古特莨菪的茎叶中提取出一种生物碱,自天然品654-1完成了人工合成品654-2。通过阻断M胆碱受体,解除平滑肌痉挛,血管痉挛,尤其是微血管,从而改善微循环。科学家修瑞娟发现,654－2可解除微循环障碍。在对流行性脑炎患儿的甲皱循环进行观察发现,当患儿病情危重时,显微镜下竟然找不到一支微血管袢,而运用山莨菪碱恰好可以使微血管管袢中的血流由静止变流动,流速由慢变快,大大抑制了微血管痉挛,改善了灌流效果,从而达到治疗目的。"修氏理论"就是她的相关实验理论而被命名,这使之成为我国的微循环研究走在世界前列的标志。

俞老立刻意识到,重型肝炎的治疗是否能以修氏理论为指导以改善微循环的方法介入呢?首先他从中医理论探讨其可行性。微循环障碍是否类似于中医瘀证,瘀与络病、络病与微循环的关系,临床上诸多的重症肝病、黄疸、出血、发热、脑病……是否与使用654－2的适应证相符合。他数次请宁波市微循环与莨菪类药研究所杨国栋教授参加会诊。在会诊中学习讨教,潜心学习甲皱循环观测知识等,将654－2治疗各类重型肝炎应用于临床,成功救治了不少患者。更重要的是,倡导中西医结合、辨病与辨证相结合的俞老竟然从654－2的应用中得到启发,将东莨菪碱用于肝性脑病烦躁甚至狂躁的患者,使其能顷刻安定,便于各种治疗和护理,这也源于改善微循环的理论。理论与实践使我们看到络病、微循环障碍、血瘀证三者之间的内在联系。络脉病变可有血瘀;而瘀血患者又可观测到微循环及血液流变性客观指标的异常。这样,中医络病的治疗原则和方法遵循"络以通为用"之原则,治疗结果可从络脉血色、微循环血流颜色的变化得知。活血化瘀中药对改善微循环障碍如微血流缓慢或瘀滞,微血管缩窄或闭塞,管袢扭曲、畸形,微血管渗血等,乃至于改善红细胞、血小板的聚集,血栓的形成有着良好的功效。

针对中医黄疸和瘀的特点,我对淤胆型肝炎进行了临床治疗摸索,也取得了较好的疗效。淤胆型肝炎的梗阻性黄疸以缠绵的病程为主要特点。治疗的关键在于降低血清胆红素,缩短黄疸期。我把活血祛瘀和西医改善微循环的方法相结合,对淤胆型肝炎的治疗进行了临床研究。简述:治疗组在茵陈蒿汤及三金汤基础上加654－2注射液静脉滴注,首次用量20 mg,以后逐日加量,最大达80~100 mg,每日1次。中药广金钱草30 g,柴胡10 g,郁金12 g,当归10 g,海金砂15 g,鸡内金15 g,赤芍15 g,白芍15 g,丹参15 g,牡丹皮15 g。另口服医院自制的参三七口服液(含生药3 g),每日2次,治疗3周为一个疗程。在此基础上,设立对照组以激素琥珀酸钠氢化可的松注射剂每日350 mg,并每5~7天以50 mg的剂量递减。观察结束后近期疗效评定:以缩短黄疸期,尤其是高胆红素血症时期为标准,两组有显著的差异。

3. 俞老对胆道系统疾病的异病同治理论

俞老善于在临床工作中践行中西医结合,早在20世纪60年代,他就提出辨病与辨证相结合的基本途径,就是中西医结合之路,认为辨病与辨证应该抓住主要环节,并列举了几种胆道系统疾病的异病同治,来对辨证论治体系作一个探讨。他以利胆汤为主,列举了一个异病同治的例子,从专病专方着手,进行异病同治的研究。这是需要在反复实践的基础上,运用辨证辨病治病的诊疗设想,大胆尝试。辨病主要是辨别疾病所在,如胆囊炎、胆石症、胆道蛔虫,它们相互之间有着密切的关系,或同时并存,胆囊肿大、胆道积液发烧等,也是在这些疾病的基础上并发的,包括手术治疗在内的内外结合治疗、中西医结合治疗,对胆道疾病无疑是有效的。俞老进一步阐述辨证的概念,如胆系疾病,一般可表现为右上腹疼痛,右胁肋又是肝胆经的部位,胆系疾病比较急、疼痛比较剧烈、爆痛多为实证,这就是肝胆郁滞的表现,还有些表现为呕吐、黄疸等胆系疾病,它们都有一个共同的特点和病机,故异病同治的先决条件是要在异病中求关键性的、共同性的、能够反映出疾病本质的病理病机的特点。只有处理好异中有同、同中之异的辨证关系,才能够使中药的运用提高疗效。那么辨证与辨病相结合,进行异病同治、辨证治病的这个临床验证是有实践意义的,必须贯穿于理、法、方、药的全过程,这里选药才是异病同治的最好结局的关键所在。

循着俞老的理论思路,我对肝胆同病、肝病及胆病进行了临床观察及实践治疗。通过对324例慢性肝炎患者观察和收集数据,发现临床主症均有烦急、失眠、胸胁胀痛或不适等。中医辨证分型分别为肝郁气滞、肝脾失调、肝热瘀结、肝胆湿热和肝血不足等证型,尤以肝郁气滞和肝脾失调型占多数。B超检查显示慢性肝病图像的有298例,而胆系检查则见胆囊壁毛糙或增厚者、胆囊区回声增强有强光团者、胆囊息肉、胆囊萎缩、胆囊呈"S"型扭曲者、肝内胆管结石、胆管炎等275例,无异常仅49例。经B超检查后发现肝胆同病的病例为275例。如此多的肝胆同病病例足以证明,肝与胆的生理、病理关系甚为密切。慢性肝炎时由于胆汁化学成分的改变,而导致胆系受累。同理,胆系受损,胆汁在肝外排泄障碍,亦可增加肝脏的负担。现代超声波技术应用发现,肝脏在急慢性炎症过程中,可以某种方式累及胆囊,且有着多种异常表现,这对胆系病变的影响不可忽视。

祖国医学认为,慢性肝炎由于邪毒宿主,迁延日久,反复不愈,病位在肝。由于肝胆互为表里、相辅相成,故往往相互累及。然而,肝病及胆尚需一定的时间与演变过程,以6年为中位数的病程居多,在以往的治疗过程中尚未顾及胆系疾病,即使有右季肋区疼痛,常被误为肝炎的放射性疼痛,烦急失眠、胁胀则以"肝炎后综合征"诊治,可见慢性肝炎伴有胆系疾病的易被忽视。我认为,慢性肝炎病位在肝,病机为肝胆失疏,所累及之驻器为胆,肝胆同病为慢性肝炎的病理,因而治疗应从肝胆入手,予以肝胆同治,自拟疏利清胆汤。主方为柴胡、郁金、青皮、陈皮、秦艽、忍冬藤、牡丹皮、半枝莲、黄芩、生甘草、淫羊藿及黄芪等,加服熊去氧胆酸胶囊。疗效与我设置的对照组病理对照,甚为明显。

4. 俞老对芍药甘草汤的临床应用

俞老对于《伤寒论》中芍药甘草汤的临床应用相当有经验,可以用娴熟、灵验来形容。芍药甘草汤(《伤寒论》)一般被用来治疗津液受损,阴血不足,筋脉失濡所致的诸症。俞老另辟蹊径,将芍药甘草汤用于治疗脾胃病尤其是胃痛,取得了较好的疗效。方药组成:芍药四两(12 g)、甘草(炙)四两(12 g)组成,以水三升,煮取一升五合,去滓,分温再服。功效:柔肝舒筋,缓急止痛。主治:伤寒伤阴,筋脉失濡,腿脚挛急,心烦,微恶寒,肝脾不和之脘腹疼痛。适应证为芍药甘草汤所治的消化系统病证,主要是由于挛急所引起的疼痛等。凡具有以下临床表现者适用芍药甘草汤:痛而喜按、喜揉;患者俯身护其患处;少量进食可使疼痛减轻;局部有肿块凸起而又可消失者;局部有紧张感或牵引感;痞胀而与饮食无关者。芍药甘草汤的配伍变化是俞老临证中的关键经验。古人用芍药甘草汤,常是芍药剂量大于或等于甘草,而俞老认为,若解痉止痛,甘草剂量应大于芍药,一般甘草用量至少 10 g 以上。此外,俞老在处方时,对芍药选白、选赤,甘草用生、用炙,都极有讲究:对胃肠病多用炙甘草,旨在调脾;对肝胆病,多用生甘草,旨在泻火;对溃疡病、浅表性胃炎、胆囊炎等用赤芍;萎缩性胃炎、慢性肝病、慢性痢疾等用白芍。对胆系疾病,常用赤芍配伍生甘草,两者剂量相等,各 10 g 左右;对溃疡病,用赤芍配伍炙甘草,剂量为 2:3,一般为 10 g 与 15 g 左右;对慢性痢疾,用炒白芍配伍炙甘草,一般为 10 g 与 6 g 左右;赤芍、甘草等量时,解痉作用最强,但持续时间较短,适用于胆囊炎、胆石症等。赤芍、甘草用量 2:3 时,维持时间较长,适用于胃溃疡及慢性胃炎等。

我的临证体会:芍药甘草汤功能柔肝舒筋,缓急止痛,凡可由阴血亏虚,肝脾失调所致的多种多系统疾病,如腓肠肌痉挛、肋间神经痛、胃痉挛、胃肠神经症、急性乳腺炎、颈椎综合征、支气管哮喘、脂肪肝等,皆可随证加减使用,效果着实不错。其中赤芍泻散和白芍收补各有所长。用柴葛解肌汤合芍药甘草汤对颈椎综合征的疗效、三拗汤合芍药甘草汤对支气管哮喘尤为顺手。

5. 俞老应用中药制剂治疗重型肝炎

临床上,重型肝炎的中药制剂应用是比较复杂的难题。由于其病势危急,证型复杂,一直以来俞老有考虑以不同的给药方式增加疗效的困惑。终于,他以改变剂型、易于喂饲吸收、防止呕吐的思路,对红参(别直参)制剂、参三七制剂、七叶一枝花制剂应用于重型肝炎的临床治疗,取得了一定的突破。

(1) 补气温脾的红参制剂

俞老最初用红参制剂,源于狼疮样肝炎治疗用大量、长期的激素但在需要停药时进行干预。目的在于对激素减量过程保持病情稳定、减少反弹。当时重型肝炎还没有抗乙型肝炎病毒、丙型肝炎病毒治疗,病情转重时激素治疗虽有争论,但也成了主流治疗的方法之一。于是,红参制剂(还有别直参制剂)含生药 3 g/3 ml,每日 1 次,连服 5~7 天,作为支持疗法,在停用激素前 5~7 天,每日口服红参或别直参制剂 3 g,与激素同时停药。此时的联合用药可以减少激素用量,并有效地防止因停用激素病情"反跳"。作为扶正补益的原则,危重患者甚至可采用别直参口服或鼻饲,每日 1~3 次,直至病情稳定、好转。

(2) 活血止血养血的参三七制剂

参三七制剂也是含生药 3 g/3 ml,主要用于防治消化道的出血,每次 3 g,每日 1~3 次,口服或鼻饲。传统医学认为,三七既能活血化瘀,又能止血,对于血瘀之出血,有一定疗效。俞老将三七用于防治重型肝炎出血,取得了较好的疗效。其应用指征:①临床有出血或出血倾向者;②应用激素剂量较大者;③血小板计数逐渐下降至$(80 \sim 60) \times 10^9$/L 以下者。三七粉能改善微循环,增加肝血流量,有利于肝细胞再生;减轻肝细胞坏死;提高血浆白蛋白,增强机体免疫力,有一定的保肝作用。其在动物实验中,可促进小鼠肝糖原的积累,提高巨噬细胞的吞噬率和吞噬指数且有一定的利尿作用,这就是临证之基础。

俞老对中药运用的娴熟技艺,不仅表现在使用方药,而且考虑到给药的途径和方式。人参补气第一,三七补血第一,味同而功亦等,故称人参、三七为中药之最珍贵者。而三七功用补血、去瘀损、止血衄、能通能补,功效最良,是方药中之最珍贵者。三七生吃,去瘀生新,消肿定痛,并有止血不留瘀血、行血不伤新的优点;熟服可补益健体。三七对血液系统既有止血作用,又具有抑制血小板功能及促进纤溶的作用,对冠心病、心绞痛有明显疗效并且可降低血胆固醇。三七总皂苷对于心肌缺血后再灌注损伤具有保护作用,对血糖代谢有明显的调节作用同时促进肝糖原的合成。针对重型肝炎,本身病情甚至难以灌之予中药汤剂,俞老因势利导,将别直参、红参和参三七制成含生药3 g的口服液,以及时、快速、便利地应用。

重症疾病以急于扶正为主,调和阴阳,我承俞老的理论,在乙型肝炎的病毒携带者和慢性乙型肝炎的临床治疗中,创芪灵合剂作为基础方。黄芪、淫羊藿为调补脾肾之基础对药,一温肾阳,二补后天以滋先天,阳气根于阴,阴气根于阳;于阴中求阳,阳中求阴,以阴阳调和为目标也是如此考量。

(3)七叶一枝花口服液

七叶一枝花是一种功效出色的药用植物,在我国的陕西和江苏一带临床常用。它主要作用是清热解毒、凉肝定惊、消肿止痛,用于多种流行病疾病的预防。它有较强抗菌、抗病毒作用,还能够阻止流行性乙型脑炎和乙型肝炎病毒对人体产生伤害。皮肤肿痛,咽喉红肿、热痛,以及毒蛇咬伤、跌打损伤,还有惊风、抽搐,都可选择使用。俞老在多年的临床实践中,不少难治性疾病,如流行性乙型脑炎、胃炎、阑尾炎、淋巴结结核、扁桃体炎、腮腺炎、乳腺炎甚至癌症等,都经适当配伍来进行治疗。他还在查房时不断强调,控制药量的必要性,一是该药有小毒;二是顾护脾胃,忌过于寒凉。制成"七叶一枝花口服液",与红参、三七制剂一样,有效地进行剂量把控,显然,这些对重型肝炎的治疗,特别是抗病毒和抑制内毒素血症方面是较为有利的。

当今七叶一枝花成了我临床抑制乙型肝炎病毒复制的主要中药,在芪灵合剂、二至合剂中可谓身手不凡。以下阐述的中药保留灌肠配方中,七叶一枝花也起着清肠解毒、凉肝定惊和降低血氨的作用。

(4)中药保留灌肠

鉴于温疫"下不嫌早"的原则,俞老对有神经精神症状倾向的重型肝炎患者,开展保留灌肠。先用"1.2.3灌肠剂"(硫酸镁1份、甘油2份、氯化钠3份)清洁灌肠,继用食醋15 ml及生大黄12 g,七叶一枝花20~30 g,煎汁,保留灌肠。对昏迷或邪毒壅盛者,有时也加用行军散0.3 g,用以辟瘟、解毒、开窍。总体结合前药,从中医理论上讲,有着荡涤肠中秽浊、升清阳、逐浊阴、开清窍、催醒昏迷的作用。现代医学则为抑制肠道细菌等毒素、保持肠道弱酸性环境、降低血氨浓度等方面有所建树。

在此基础上，我创制了"清肠合剂"（生大黄 20 g，熟附片 10 g，地榆炭 30 g，蒲公英 30 g），保留灌肠，在中医"下不嫌早"的治则下，通过观察患者神经心理状态，关注调节肠道菌群、预防继发感染、降低胆红素等方面使姑息救治重型肝炎方面又多了一个有效的手段。

（5）腹水外治法

对于肝硬化晚期腹水者，俞老曾用西瓜翠衣加砂仁烧灰敷脐，可以有效减轻患者腹胀、尿少等症状。循俞老自拟方基础上，我们工作室团队又创制出"脐透消臌贴"，由莱菔子、砂仁、汉防己、地龙四味中药组成，以行气利水为基础的治疗，加月桂氮卓酮和冰片乙醇溶液作为透皮促进剂，显著改善患者腹胀、腹痛、胁痛、黄疸、尿少、便秘、纳呆等症状，且有着现代医学检验指标、西药组对照观察的评价指标为支撑。

上述心得和感悟，都是俞老边临证、边教学、边启发的学习结果，当然这些应该是创新发展的基石。"己欲立而立人，己欲达而达人。"俞老崇尚先树医德医风而后医心医病，在恩师门下聆听教诲，使我受益终身。从医近五十年，治病救人，教书育人，不敢一日忘恩师之教诲。传道授业，教学相长，这将仍然是我的漫漫行医路。

（整理：施维群）

三、 导师的范，学生的伴

1. 导师和学生的关系

历史上师生关系从来就是教与学的关系。三国时的蜀国很重视人才培养，赵云、关羽、张飞、马超是代表，一旦当培养不被重视，那就出现了"廖化当先锋"的窘境，此时，国将不国了。

我凭借着前三十年学习、教学等工作经历，可以说一点经过深思熟虑的实在话，但并非"管窥之见"。子曰："六十而耳顺"，即六十岁应该能听得懂讲的是真话或假话。

子曰："七十而从心所欲，不逾矩"，即超过七十岁，一般做事少有违规。但有些上了年纪的导师，在科学道德和精神方面出了状况。

加强对研究生的教育与加强对导师的教育同样重要。也就是说，师生必须同样重视自身的教育，然而"范"和"伴"就显得尤为突出。杂谈一些亲身的感受，与大家交流。

2. 我的医生教育教学生涯

（1）我的医学生涯

我的医学生涯始于1972年，我高中毕业后成为了一名为期两年的中医学徒。在满师之后，我获得了"中医士"的称号，并在接下来的五年里成为了一名中医师。随后，我进行了为期三年的西医进修，接触到了许多现代医学的实践知识。之后，我的职业晋升路径包括主治中医师、副主任中医师、主任中医师，最终成为了一名中医学教授。在2014年，我被授予了"浙江省名中医"的荣誉称号。在这期间，我分别跟随全国知名的老中医和本地的名中医，共有16位，学习他们的随诊抄方技巧。

（2）我的教育生涯

我参加了浙江省杭州市中医培训班、杭州卫生学校医士班和浙江省中医经典著作提高班的学习。直到1981年，为了提升学历，接受了院校的高水平教育，我考入了浙江中医学院的中医大专班，并于1993年继续攻读了浙江中医学院的中医本科班。2000年，年过不惑之年的我加入了浙江大学社会心理学研究生进修班，完成了所有研修课程。

（3）我的教学生涯

我被杭州卫生学校聘为医士班中医课的授课老师，同时也是浙江省西医学中医班教学实习的带教老师。此外，我还受聘于浙江省卫生学校担任中医授课老师，同时担任浙江医科大学、温州医学院和杭州医学高等专科学校的兼职讲师和副教授职务。在2003年，我通过考试获得了教师资格证，同年成为浙江中医药大学第二临床医学院中医教研室的主任和硕士生导师。随后,在 2005 年,我被评为浙江中医药大学的教授。

3. 师承导师和研究生导师

由于经历了自己的医学、教育和教学生涯,我对中医研究生教育和师承教育有深厚的感情投入,并对其有着深入的了解。我认为中医药学的教育模式应该是学历教育和师承教育的结合,这是培养中医高级人才的较好途径。在 2014 年国家中医药管理局来我校调研时,我曾提出中医学习中的细微之处和人文关怀之处值得注意。接下来,让我们来探讨一下教与学之间微妙的关系,以解释我提出这个观点的原因。

师承导师与研究生导师在教学角色和方法上存在差异。师承导师通常指由名老中医担任的高层次非学历继续教育导师,他们注重观察和整理临床疗效,并通过面对面的临床经验传授来培养学生。相比之下,研究生导师既是研究者又是管理者,他们致力于培养学生的思考和实践能力,以及创新能力,运用现代科学技术进行规律总结和理性认识深化。不论是师承导师还是研究生导师,导师的主要任务是指导学生而非仅仅传授知识。

导师的工作包括引导学生熟悉本学科或相关领域的基础理论知识和方法,确保学生能够运用这些知识和方法提出和解决问题。对于博士生来说,他们的学习和研究必须建立在科学的基础上。此外,导师还应引导学生进行创造性学习,提升他们的研究能力。导师应该帮助学生将读书、思考和研究紧密结合起来,不断提高他们的学术品位和研究水平。

无论是师承导师还是研究生导师,设立教学目标都应考虑以下几个方面:①学生必须掌握基础读物,包括基础理论和临床实践方面的文献,涵盖中医和西医知识;②针对学生基础薄弱的领域,选择适合他们的读物,以弥补知识上的不足,同时注重培养他们的理论和实践技能;③在理论学习和临床实践阶段,选择不同的读物,以满足学生在不同阶段的学习需求。

通过对导师的引导和学生的努力,师承导师和研究生导师都旨在培养学生的专业素养和研究能力,使他们能够在学术领域取得更高的成就。那么,导师在中医教育中的教学方式如何呢? 学生如何进行学习呢? 这是一个互动的过程,学生需要在导师的引导下发挥主观能动性和创造性,在实践中进行知识的学习。

(1) 参与临床实践

学生可以参与抄方、查房等临床活动。当遇到问题时,如果暂时无法回答,他们可以通过查阅书籍、上网或开展汇报会来寻找答案。

(2) 参与教学

学生可以参与授课讲座和继续教育班的组织。例如,研究生可以组成"带着问题的教学"之团队,在导师的指导下与本科生进行教学互动。

(3) 参与科研

学生可以参与各类科研项目,从重大专项到横向课题,从自然基金到校级课题。课题的立项和研究实施与每届招收的学生之间具有连续性和相关性。

（4）参与社区健康教育、讲座和义工活动

学生可以参与社区健康教育、讲座和义工活动，以扩展实践经验和培养社会责任感。

（5）参与学术团体和工作室

学生可以加入学术团体和工作室，参与学术讨论、实践活动、科普活动、义诊和健康教育等。

（6）参与总结和分析

学生可以参与医案、病例讨论和活动后的经验总结。对于学生的论文撰写，导师不会替代学生，也不会一对一地修改论文，而是提供思路、发现问题，并引导学生克服障碍，进行反复修改。在论文投稿方面，绝不应开后门或利用熟人来推动论文发表。

通过这些参与活动，学生可以获得更广泛的实践经验，培养创造性思维和解决问题的能力，提高自己的学术素养和研究水平。同时，导师的指导和引领将为学生提供必要的支持和指导，使他们能够充分发挥自己的潜力。

4. 师承六坚持

关于师承老师身体力行中有 6 个坚持应该要做。①坚持以中医理论为指导：将整体观和系统论作为科学认识健康、治疗疾病及养生保健的基本理念和思维方法。②坚持研读经典：重视学习经典著作。这些经典作品代表了理论体系、临床规范和诊疗方法，同时融合了医学、文化、哲学、历史及自然科学知识。③坚持临床实践：重视将理论联系实际，并将临床实践与科研相结合。这种结合是取得科研成果、实现科技创新及提升临床疗效的重要途径。④坚持名师指导：根据学生的个体素质进行因材施教，通过口传心授和启蒙解惑，指导学生在实践中不断观察、体验和感受，提高他们的悟性，增强理论与实践能力。⑤坚持悟性培养：通过积累"由博返约""返约知要"的经验，以及通过实践中的"法于往古、验于来今"，培养学生的悟性，提升他们的理论与临床思辨能力，使其能够准确明辨经络、识别疾病证候，并制定合适的处方。⑥坚持"大医精诚"理念和良好医德医风：将"大医精诚"的理念和良好医德医风融入行为准则，培养学生修德敬业的态度，真诚为患者服务，淡泊名利，为发展中医药事业、造福人类健康贡献自己的才智。

这 6 个坚持可以帮助导师成为学生们的榜样，引导学生在中医药领域取得成就，并为中医药事业的发展做出积极的贡献。

5. 导师的范

（1）导师的范可能影响学生的一生

首先，俗语"天地君亲师"，导师在这里居第 3 位，天地虚言而已。导师的任务是要"传道，授业，解惑"。然而，在当今全球网络盛行、信息如潮的时代，导师到底阅读了多少文献呢？学生们从互联网上获得了丰富的知识，很可能出现"弟子不必不如师"的情况。但导师的范可能会影响学生的一生。作为导师，并非易事，需要具备相当的水平才能够指导学生。

导师并非全能,也不是百科全书,因此导师的使命更加重要。成为一名合格的、与时俱进的导师并不容易,他们应该被学生们视为榜样,成为学术和人生的楷模。

（2）以出世的精神做入世的事情

在处理入世事务时保持超然的心态,放下名利,为社会做出积极贡献。对于研究生来说,争夺名次和发表论文时出现抢夺,甚至有人花钱代写、代发的现象,是件令人悲哀的事。作为导师,应该谦让、谦卑。许多师生关系破裂往往是因为争夺名次。导师不能简单地将学生视为劳动力,更不能让他们为自己的私事忙碌。作为导师,你的责任是教导学生如何做人和从事学术研究。

6. "范"与"伴"间的"五个心"桥梁

"范"与"伴"之间存在着"五个心"的桥梁,这对导师和学生之间的关系非常重要。

（1）责任心

1）强调知识责任实际上就是强调社会责任。作为导师,我们要引导研究生在做课题时具备承担风险的责任心,意识到他们所从事的研究对社会的重要性。

2）学生的勤奋学习和工作态度至关重要,个人的成就主要取决于个人的努力,其中95%～99%的成功源于个人的努力,只有1%～5%的成功是天赋所致。然而,成功还取决于机遇、环境和人际关系的相互作用。

3）我们应该树立起"天生我材必有用"的信念,但关键还在于我们是否能找到适合自己的位置。每个人都有自己的优势和特长,关键是将自己的才能发挥在恰当的领域和岗位上。

4）研究生课题的目标设计应合理,并侧重于临床研究。临床研究并不容易,但只有在设计严谨的基础上才能取得成果。因此,我们要注重课题目标的合理性,确保研究的设计具备科学性和可操作性,以取得有效的研究结果。

（2）用心

我们要求学生在做事情时用心,做到诚信守规。例如,在引用外文文献时,尽管中医药专业的学生主要以经典著作、中医药文献和杂志为主要阅读对象,但对于有价值的外文文献及国外相关课题的框架、思路、信息,我们仍然需要一定的了解。追求完美需要我们用心去钻研,不断提升自己的专业素养。

（3）耐心

耐心是一种成熟的标志,它是人们修身立德、取得胜利的关键。此外,耐心也意味着我们要有心理准备来面对悲剧和失败。在科学创新中,耐心和创新要相互结合。有时,在不经意的闲谈中,一个新的思路或创新的想法就会浮现出来。智慧是多方面思考的结果,我们不应急躁,而是要保持耐心。

（4）真心

这也是一种负责任的态度。我们不能造假、剽窃、抄袭、说大话、废话、假话、套话或空话。我们应实事求是,实事求是是中国人民的良好传统。

目前,造假现象相当普遍。研究生的学习方法和科研态度非常重要;而博士研究生则需要具备创新能力。我们必须杜绝"认认真真走过场"的造假行为。《柳叶刀》杂志在 2010 年 1 月 9 日刊登了一篇题为《科学造假——中国需要采取行动》的文章。中国发表的科学论文数量在全球排名第二,数量相当可观,故受到国际关注;然而,也不断发现有假论文的存在,对声誉产生了极其不良的影响。

我们不应该小觑研究生,尽管他们年轻,但不能确定后来者不如前者。我们应该重视他们的好奇心,因为"知之者不如好知者,好知者不如乐知者",在研究课题临证实践中,他们有浓厚的兴趣,我们予以尊重和引导,是非常重要的。

(5)爱心

与学生真诚相待,付出真情和关爱,是导师的责任所在。无论是学生面临健康问题、家庭变故还是婚恋挫折,导师都应给予他们全面的照顾和关心。

导师的任务是培养人才。事业的发展离不开人才的支持,而人才的成长则依赖于教育。追求整体素质高、质量优秀的教育,需要注重培养学生的为人处世之道。

人生是一门大课,人生是一本书,教育可以改变人生,思想决定着生活。作为导师,我们指导、带领学生,传承学术思想,完成科研项目,并在这个过程中发现问题、克服障碍。这个过程往往决定着学生的一生。

我们应尽可能培养全面发展的人才,教育学生适应社会要求的生活模式,学会与人相处,并坦然参与学术竞争,这是不可或缺的。在培养和指导研究生的过程中,导师应特别注重培养学生的团队精神、团队意识及基于团队的竞争意识。

孔夫子拥有三千弟子和七十二贤人。虽然他本人是"述而不作",但通过培养这七十二贤人,形成了一支杰出的学生梯队,而他的儒学学派也在两千五百多年的时间里传承下来,并影响全世界。这说明人才梯队至关重要,这也是儒学学派得以形成和发展的原因。中医药学的传承也应该采取这样的方式,注重培养团队人才。

培养人才需要鼓励创新精神,倡导卓越,注重整体素质教育。学生的品格要健全,要知道如何去做善事,走上真正的成功之路。多给予表彰和鼓励对学生非常重要,培养学生自信的心理状态、自信的理念和自立的信心至关重要。

培养研究生人才需要同时进行道德教育和科学教育。古人云:"积德自有人见、诚心自有天知。"学生应该有自觉性。对于医学生来说,临床教育占据很大一部分,这包括了博爱精神和人道精神,关心患者。教师在临床带教和查房中的言行举止至关重要。

在学习、生活和工作中倡导关怀精神,相互帮助、支持和补充。研究课题应该是相互关联的,需要形成一个阶梯式的培养过程,而不仅仅是追求名利或学位。

在培养过程中,应尽可能关注全面发展,注重锻炼,培养学生成为能够实践、写作、演讲和善于表达的人才。

7. 师生情谊与教学相长

师生之间的情谊与教学相辅相成。我们应该提倡尊重师长、关爱学生,师生之间应该是朋友,也是同道,进行积极的沟通和交流,真诚对待教学(做真实的事情、表达真实的情感、追求真正的知识)。在事业上,通过互动体现出"闻道有先后,术业有专攻"的原则,但情谊的建立并不是基于放任的基础上。

在日常教学中,适度地采取宽严相济的态度有利于带教。过于严厉会引发遗憾和教训,而过于宽松则可能伤害感情。实事求是,即对事情进行客观委婉的评价,注重实际情况,能够承认错误并主动改正,这符合"不审势则宽严皆误,能攻心即反侧自消"的原理。

关于培养师生情谊,对于注重临床科研和医疗服务的领域,我们应该提倡以患者为中心,注重治疗效果。决不能把学生当作打工者、学术工人或奴才,而是要激发他们的服务意识和创新思维。

然而,有些导师可能不关心他人的事情,对学生漠不关心,即使学生跟着学习一两年了,导师仍然不知道学生是谁。

8. 因材施教,实践先导

(1) 德才并重,因材施教

学生的个性和能力存在差异,有些学生擅长操作技能,有些学生在古典文献研究方面有较高水平。然而,我们不应该让他们在孤立的环境下面临千军万马过独木桥的挑战。相反,我们应该在导师的学术特色和特长的基础上进行继承、发展和创新,同时要考虑实际情况,避免盲目追求潮流。

在设计临床课题时,应该根据导师的专长和特点来选择适合的课题,并发挥导师的优势。起点要设定在合理的水平上,环节应简化,解决问题要更加实际。此外,还要考虑到学生在完成课题后能够得到什么样的结果,有预期的目标才能有创新的发展。

(2) 适用于面向社会需求的教学理念

1) 中西医优势互补,融会贯通:医疗研究,培养人才,归根结底是提高临床服务水平与时俱进,中西医必须扬长避短。时任陈竺部长曾说过,"要打掉篱笆墙""打掉中西医间的壁垒""要优势互补"。"和而不同"才是真正的"和谐",注意培养过程中,注意使我们的学生成为和谐的主力。

2) 纯中医的继承和创新工作也应该受到欢迎:医圣张仲景的《伤寒论》《金匮要略》中有些缺失的理论和经验,但在《千金要方》《外台秘要》及有关医籍中检索归纳到二十几条,这具有创新意义。

3) 基础医学研究非常重要:转化医学中医药模式是"临床—基础—临床",与西方医学的"基础—临床"的转化模式不同。中西医并重面向社会需求、提倡国际化,走向世界首先是本土化,要在国人中畅通无阻才行。导师和学生担负着共同的使命。

9. 作为导师,我的座右铭

我的座右铭是:"终身学习,终身收益!"

导师还是要加强学习,要不断地提升自己,更新自己的知识,深知后生可畏。子曰:"学而不厌,诲人不倦""温故而知新,可以为师矣",这是永恒的真理。

温故自新的方法,也是教学相长之法。古典的《伤寒论》《金匮要略》是精华、精粹,学了以后,遵从"三人行,必有我师焉",自省、讨论、争辩、报告会等形式是共同提高的良策。

10. 世界卫生组织新观点

世界卫生组织最近提出的《全球医学教育最低基本要求》的"医学科学基础知识"部分共9条,纯生物学方面的知识要求仅仅占3条,而其他6条都与社会因素、心理因素、管理能力有关。

在科学化教育模式对学生的培养中,更多的关注投向学生吸收信息、数据应用等,从而提升应用能力,而不是让学生"认识到不确定性无处不在,从而要冒陷入混乱的危险"。

中医的宏观性、灵活性、非定量性,决定了中医的非确定性。中医的非确定性是中医最大的特色。中医教育中的传统复活实则是为另一种"新生",因为环境和人早已改变。这种"新生"为中医如何传承的问题带来了多样性选择,也在某种程度上给予具有"准教条特征"科学训练以启示。

这基础上师和生之间的教和学,贵就贵在"范"和"伴"的相互"培养"。

一个成功的现代医者的基本素质必须具备四商:智商、情商、逆境商、生命商。哪个更重要?都重要!要拿出导师的范,陪伴学生终身的难道不正是较高程度的四商吗!但愿我们今天的在座导师人人都是成功的现代医者。

(整理:施维群)

四、催生中西医结合教育体系刻不容缓

中西医结合医学作为我国的一门新兴医学学科,迅速发展和壮大已成趋势。曾有人将中医、西医比作两座科学山峰,预言有朝一日会"天堑变通途"。事实上为之铺路架桥者辈出,历代医者为之奋斗者不乏其人。清末的张锡纯先生等"中西汇通派"就是较早的尝试人。然而由于当时国力和科学的限制,这些尝试者终以挫折和失败告终。当今我们中西医结合学者们发出誓言:将铺路架桥的工作变为攀登另一座中国新医学、新药学的科学高峰。

但是不得不指出,"年轻"的中西医结合学科,虽然有了一支较为可观的队伍,有几十年失败与成功的经验教训,有一定的临床基础和理论体系。可是其教育体系尚未健全,她的理论影响力还很薄弱,这在一定程度上制约着中西医结合的发展。中西医结合的基石是临床,而临床实践则靠理论的不断升华来指导。大批理论队伍的壮大,承先启后,必须有教育这个根本来保证。中华人民共和国成立50余年来,西医、中医院校遍布全国,培养了数以几百万计的人才,而发展了40余年的"中西医结合"竟还未有自己的一所完全学校。因此,建立中西医结合教育体系,乃当务之急。

作为基层的一名中西医结合临床和教育工作者,出身中医,潜心学习西医,投身于中西医结合已有30年的历史了。在担任"西学中班"、医学大中专院校教员及临床带教过程中,感触颇深。对于发展中西医结合教育事业的紧迫性和艰巨性,有诸多感慨。

20世纪80年代末及90年代中,我们有幸对杭州地区300余名35岁以下的中医药人员、中医院校毕业的280余名临床医生进行了现状调查。调查中的一些分析资料对目前中西医结合教育和临床仍具有一定的现实意义。现结合实际,不揣孤陋,就中西医结合教育体系,谈谈个人浅见。

1. 教育机构的设置

多年来,"中西医结合的关键是西医学习中医"。各地举办的"西学中班",固然为中西医结合做出了不可磨灭的贡献。然而,随着现代医学科学的飞速发展,这种启蒙教育的方式,受到了有力的挑战。中西医结合医学必须和其他医学各学科一样,集临床、科研、教学为一体,开设自己的"中西医结合医学院(系)"。在这个院(系)中,除了教学以外,应有附属医院作为教育实验的基地。设立而作为"临床实践-理论研究-实验研究-理论体系的补充完善直至指导教学、临床"的中心枢纽,院(系)"中西医结合研究所",必不可少。学院的师资可在临床医生及研究人员中选拔产生,他们有分工、有合作、通理论、有经验,不失为临床、教学、科研的实用型人才。另一种渠道,即聘请中医、西医甚至是其他学科中热衷于中西医结合、具有远见、虚怀若谷的专家来担任教师。有了这样的学院和师资,其培养目标明确,人才使用得当,学习专业内容较为系统,可以避免产生"西学中班一哄而上""学生学成以后各归其途""晋升晋级名不正言不顺"的消极现象,真正做到学以致用。

2. 课目选择和教材

这是教育中的关键。中西医结合之所以形成我国医学界"三军鼎立"中的一支主要力量,很大程度上取决于它的临床成效,一个事物发展依靠本身发展中的理论指导。多年来,中西医结合的理论研究和探索,荟萃了许多理论精华。目前应花大精力把中西医结合的理论研究推向更高、更广的层次,以更好地指导临床和科研,并在教育实践中不断充实,加以提高。因此,业已日臻完善的许多新理论如辨病与辨证结合、体质学说、活血化瘀本质论、整体制约论、人体新系猜想论、机体环境统一论、生理学宏观与微观方法论及经络学说新原理等都可以成为中西医结合教学的教材和课程。在中西医结合理论体系尚待完善的情况下,其教学内容应和其他医学教育一样,以哲理为干线,以其他学科之精华为主要内容,开设哲学、辩证唯物主义、天文地理学、电子计算机、人体科学、遗传学、心理学、易经学及中西医各基础学等。还应将现代医学的领头学科——分子生物学、未来医学的带头学科——医学心理学有机地融于"系统论""控制论""信息论"三者之中。相信这些经过系统教育的学生,基础更扎实,知识连贯、触类旁通,实践中易取得事半功倍的效果。此举还可避免各种"西学中班""中医班"、各种讲习班,提高班中零敲碎打的讲课内容,使人产生学这丢那,无所适从的消极一面。复习《现状调查资料》,在 300 名被调查的中医药人员中,38%的人渴望现代医学的学习;31%的人认为现代中医和中西医结合需要学习相关学科的知识;29%的人呼吁:要求知识的连贯性、系统性再学习。在 280 名中医院校毕业的人员中竟有 76%的人表示,学校学习的中医和西医理论在临床上派不了用场,似乎要重新学习。因此,有关课程设置应以学以致用、符合青年一代医务人员的愿望为基础。

3. 生源与去向

中西医结合学院(系)培养的学生,毕业后起码应该是中级人员,关键仍是西学中。至于生源问题则可殊道同归。

从 20 世纪 80 年代以后,我们带教的数十批中医院校的学生及其他进修生的情况看,除个别外,都对接触到的西医知识产生浓厚兴趣。他们认为现代医学直观、微观的方法,更使人趋于理解和接受。同时,现状调查资料的一些数据亦表明:中医人员中目前从事西医和中西医结合的有 39%;中医人员学习西医知识的占 89%;认为应当用现代医学和中西医结合理论指导科研的为 78%;订阅西医和中西医结合杂志的占 39%。这说明现代医学和中西医结合对青年中医人员具有吸引力。他们中认为中医的出路在于现代化的占 44%;必须走中西医结合道路的占 51%;认为中医需要抢救,突出"纯中医"的仅占 5%。事实上从中医院校毕业的临床医生看,真正从事中医工作的不到 50%。而无论从事中医或西医的人员,医院的

"三基"考试则必定考西医的"三基"。从另一角度,由于中医、西医两种体系及教育方式的差异,使得一些西医院校毕业的青年医生,对中医学有些抵触,一旦到他们经若干年临床、乐于接受中医学时,年龄又成了不容置疑的影响。因此,先入为主的教育方式或许对培养中西医结合人才有益。基于近十年来,中医院校毕业生日益严峻的就业现实,适应临床、有助于拓宽就业渠道的招生和教育方式的改革刻不容缓,应着手于研究改革的试点。

以我之见,新招收的学生,可首先接触了解深奥的宏观的中医学,然后再系统学习现代医学,掌握两种诊治疾病的方法以后再学习新兴的中西医结合理论。至于学制,不妨暂行1 年的中医基础课程学习,经 1 年的中医临床实践,再予 1 年的西医基础课程和 1 年的西医临床实践,考核合格以后进入为期 2 年的中西医结合理论学习和科研阶段,这是第一类生源。第二类生源可以是年轻的、对祖国医学不带偏见、致力于中西医结合的西医和少数其他边缘学科的人员为主,经过 2 年中医基础理论学习后进入中西医结合理论的学习。这有利于早出人才、快出人才。第三类生源可通过考核招收在职人员为培养目标,这为基层热衷于中西医结合的各类临床人员,创造了深造条件。以上三类生源的佼佼者,经过严格考试以后进入研究生院进一步深造。届时研究生理、病理、诊断、治疗、药理药物、方法学、系统工程学等的学习研究目标将是更高层次的,为新医药学走向世界而拼搏的。这些生源是中西医结合队伍不断发展壮大的基本保证。致力于不断改革创新的中西医结合教育体系,则是这支队伍的有源之水。

相信通过中西医结合工作者的不懈努力,中西医结合教育体系一定会早日诞生。

（整理：施维群）

五、 适应医学模式转变之课程体系初探

医学模式从生物医学模式到"生物-心理-社会"医学模式的转变已有十余年了。目前我国东邻的日本医学界又兴起向东西融合的"第三医学"的转变。形势迫切要求建立适应医学模式转变的课程体系,并必将对今后医学生的培养和医学的发展产生深远的影响。

西方文艺复兴运动以后的医学为实验医学阶段,使生物医学得到蓬勃发展,不同学科分门别类地对人体的形态结构、功能、生理、病理状态下的各种生命现象进行了深入的研究,人体生命的奥秘和疾病的过程、原因乃至机制逐步被揭示出来,进入了生物医学模式阶段。但随着社会发展和医学研究的深入,发现生物医学解决不了已不能充分地解释现代卫生预防保健实践中的一系列问题,而且也解决不了受生活方式和行为,以及经济条件、文化水平等社会因素影响的一系列疾病。因此"生物-心理-社会"医学模式已愈来愈多地为人们所接受。日本已经向以"汉方医学"为旗帜,以"东西方医学融合"为基础的"第三医学"的最高目标迈进。

医学服务自然从治疗扩展到预防、从生理扩大到心理,这是当前世界医学发展的大趋势。预防医学(preventive medicine)是从医学中分化出来的一个独立的学科群。它以人类群体为研究对象,应用生物医学、环境医学和社会医学的理论,宏观与微观相结合的方法,研究疾病发生与分布规律,以及影响健康的各种因素,制定预防对策和措施,达到预防疾病、促进健康、提高生命质量的目的。预防医学的研究已不局限于疾病的预防,而是更加重视促进健康、提高生命质量和延长健康寿命。健康心理学是阐述心理过程和行为、健康和疾病三者关系。与传统医学对疾病的关注大大超过了对健康的关注相反,健康心理学家对"正常的"日常行为和心理过程的关注胜过对精神或变态行为的关注。只有将生理的、心理的、社会的因素结合起来,才能充分地定义健康和疾病。有些专家认为,心理学可能继分子生物学和神经生物学之后成为医学科学中的带头学科。

我国目前慢性病所造成的死亡已占全部死因的70%以上。高血压、卒中、恶性肿瘤已占我国城市中死亡原因的前三位。据1985年全国卫生服务调查资料表明,我国慢性病所致"早死"已占全国潜在寿命损失的63%。对于慢性病的对策,只有从生命初期开始的全程预防战略才能预防其发生,延缓衰老,延长劳动寿命,减轻社会负担。在这方面,我国预防医学面临的挑战十分严峻。以控制传染病和寄生虫病为主的第一次卫生革命的任务尚未完成,而以预防由不良生活方式引起的非传染病为主的第二次卫生革命的任务已接踵而来。且从全国10个城市的调查看,处于"亚健康"的人占48%,世界范围内"亚健康"状态的人口呈上升趋势。重要的是,各国医学家对"亚健康"做的大量研究至今未发现特异的诱发因素,因而

缺乏真正有效的治疗方法和手段。

随着疾病谱的改变，人们对医学的要求也越来越高，不仅只局限于治疗疾病，而且希望自己活得更加健康(生理和心理都健康)和长寿(预防和养生)。为适应这种需求，医学模式亦经历了多次飞跃。而临床实践则靠理论的不断升华来指导，教育改革的呼声也日益高涨。已有资料显示，美国很多医学院校的教学内容已从以治疗疾病为主的临床医学向以预防疾病、保健养生的健康教学转变，有的医学院校已更名为健康大学。温州医学院也有望向这个方向迈进。培养一批新时代的医学工作者，既能掌握先进的临床医学知识，能够对疾病作出正确的诊断和治疗，又能掌握心理学知识(尤其是医学心理学)和预防保健知识，并能将两者贯穿于整个预防保健、诊疗体系中，是我国当前的迫切任务。

中医学是我国的瑰宝，在中华民族的繁衍生息方面，中医学有着独特的贡献。唐代伟大的医学家、养生家孙思邈在一千三百多年前就提出"上医医未病之病、中医医欲病之病、下医医已病之病"。祖国医学特别注重疾病的预防和养生，这是现代医学无法相媲美的。其优势是重视整体，从宏观的角度，将诊治疾病、预防养生和心理调摄集于一体，促进人类的健康和延长生命。现代医学的优势有目共睹，其已经发展到分子生物学和基因学等水平，在疾病的诊断和治疗方面取得了飞速进步。中医学和现代医学有其不足之处，又有各自的优势。清末时期，张锡纯先生等就尝试中西医结合，并创办了"中西汇通派"。然而由于当时国力和科学的限制，这些尝试者终以挫折和失败告终。但中西医结合的步伐始终未停息，经历了几十年失败与成功的经验教训，已有了一定的发展，形成了一定的临床基础和理论体系，它的理论影响力还很薄弱，其教育体系也尚未健全，这在一定程度上制约着中西医结合的发展。大批理论队伍的壮大，承先启后，必须有教育这个根本来保证。因此，完善中西医结合教育体系，并且重视预防医学和心理学在整个教学模式中的地位和作用，不仅十分必要，而且意义重大。我们期盼中西医两者完美地结合，各自发挥其优势，扬长避短，提高人们的生活质量和寿命。

反观我们目前的临床教育(学)，虽然涉及了预防医学、医学心理学等，但这些只作为辅助的边缘学科，其课时数相当少，不仅教学内容匮乏、零散，而且教学形式单一，仅仅是课堂的基础理论学习。而中医学的总课时数只有 63 个学时，而且，中医学课程一般安排在即将毕业时，学生面临着毕业和就业问题，不仅对中医学无多大兴趣，而且即使感兴趣也是心有余而力不足，没有足够的时间安心学习。所以，现在仍是以西医的临床医学为重点，其课时数起码有 90% 以上。这样的结果只能步西方国家"虽然投入巨额经费研究治疗，对降低发病率未取得任何进展"的后尘。

自 2006 年起我们在教改立题的基础上进行了探索性的改革。措施方面，我们尝试着分三个方面。①改变课程设置：提高中医学、预防医学和心理学(包括医学心理学、健康心理学、发展心理学等)的课时数。②改变教学次序：将中医学调整到第二或第三学年。③按教学大纲要求把中医学分基础学习和见习。其中基础学习重点以中医基础理论为主，《黄帝内经》《伤寒论》《金匮要略》等经典著作节选为辅。次年为中医的临床见习、实习。西医部分也分基础学习和实习。心理学的课时数适当增加，以上临床课作为后期教学完成。最后一年的临床实习时，将西医学、中医学及心理卫生学的内容贯穿始终。但是，由于时间短、任务多，加之不可预测的诸多干扰，对整体实施虽有一定冲击，但总体还是有所推进。

我们的做法：①浙江中医药大学第二临床医学院"中医学"的课程安排，从原大学五年级调整到大学三年级，有效地解决了学生即将毕业、面临着就业压力问题，不能安心学习，更不用说对中医学学习的兴趣等状况。②中医学课时有所增加，临床医学院创办十五年以来的60学时增加到85学时，大大提高了学生对原本陌生的中医学消化吸收的积极性。③新设置的中医实验课，除了老师结合自身临床经验的讲座以外，还开辟了分组讨论、相互按"四诊"内容进行模拟练习等，以强化教学内容。另外，教师有意识地引入关于医学心理学、预防医学相结合的话题，使学生对中医的诊断和治疗不同于现代医学，有一定程度的了解。④学生进入临床见习期间，结合先前所学的西医学、心理学和预防医学等知识，安排到中西医结合病房、中医各专科门诊、针灸推拿门诊、中草药房等轮流，体验中医博大精深的知识内涵，了解中医特色治疗的临床疗效、患者的身体需求和心理需求，同时了解相关科室的消毒隔离制度和措施，增加防病治病的临床感性认识。

将"中医学"提前到临床实习之前学习可有效解决西医学生在实习中对中医一无所知的尴尬局面。让联系临床实践，用两套手段的治疗、重视患者心理疏导的教学查房实实在在地起到举一反三的学习效果。如在中医学临床见习期间，老师鼓励学生以西医"视触叩听"结合中医"四诊"独立完成临床病历采集书写及辨证论治，辅以心身疾病的心理分析等。其次在小组讨论中谈自己的兴趣所在，进一步激发起原本被动的见习积极性。

提早向学生灌注中西医结合医学的方法学，加强中医、西医基础和技能相互关系的熏陶。讲座开设了"《黄帝内经》养生修性"的内容，把心理调摄和养生与健康教育的必要性相结合，为逐步推进的教学改革打基础。

以下几个数据充分体现了课程改革以来的良好结局：①两年中"中医学"的学生到课率平均为97%，比以往学年上升11%。②学生临床见习参与率达99%。③学生中医学考试成绩及格率95%，比往年提高8%。④学生上交平时作业率达99%；"医学心理学"选修率为87%。⑤从"中医学"课程结束后的学生问卷调查来看，对中医学感兴趣率从既往的65%增加至82%。有志于今后从事中西医结合的从29%增加至43%。⑥教研室教师自编教材从0增加至8篇。

综上所述，临床医学生的教学，必须改变传统的教学模式，从只注重培养西医临床工作者向培养中西医结合、懂得心理调摄和养生的全能型工作者转变。这不仅适应现代医学模式改变的需要，而且符合人们对健康越来越重视的诉求和社会的需要，值得进一步地改革和研究。

（整理：施维群）

六、 从海南的膏方看施维群教授的中医情怀

——施维群名中医工作室海南分站纪实录

众所周知,膏方具有全面调理、药补兼顾、药力缓和、稳定持久的特点。说到施维群教授与海南省中医院的中医情怀就像这膏方一样,对海南省中医院的建设、海南人民健康福祉的全面指导、定期出诊查房、疑难病诊治、科研及人才培养,持续输出着自己的"功效"。

1. 推动海南膏方事业发展壮大

在施维群教授受聘为海南省中医院外聘专家之前,海南膏方还未流行。海南因气候偏暖,多数人误以为膏方不适合,施维群教授来后多次向院领导提议海南膏方开展的意义及可行性,推动海南膏方事业的发展。海南因其独特的地理位置,入冬后北方内地进岛过冬的"候鸟"族、旅游人群较多,具有较大的服务群体,事实亦如此。于是,由施维群教授参与筹划的海南省中医院第一届膏方节在 2015 年 11 月正式开幕,目前膏方节已经第八届。坐诊膏方门诊的专家包括徐经世、林天东国医大师,以及数十名全国名老中医、省级名中医等,并成立海南省中医药学会膏方专业委员会,由海南工作室骨干成员程亚伟主任担任膏方专业委员会主任委员,极大地推动了海南膏方事业的发展。现在,海南膏方由单一的冬令膏方发展为四季膏方、体质调养系列膏方,服务的群体越来越多。

说到施维群教授与海南的中医情怀,得从 2015 年说起。那年年初,受医院领导的邀请,施维群教授成为海南省中医院外聘专家,不定期开展临床教学查房、疑难病案查房、专科门诊,指导科室发展及规划;并于同年正式成立施维群名中医工作室(海南分站)。我作为海南分站工作室秘书,就施维群教授及其工作室在海南的工作开展情况做简述。

2. 推动医院成立外聘专家委员会

施维群教授是海南省中医院较早受邀的外聘专家之一,对医院的发展有着重要的参谋和推动作用。2015 年施维群教授来后,在陈少仕书记(原)、蔡敏院长的领导下,为推动海南省中医院的各项学术活动出谋划策,促进医院外聘专家软实力的发展。施维群教授与院领导对海南中医院成立外聘专家委员会的决策不谋而合,海南作为经济欠发达省份,海南省中医院虽然作为省内中医的龙头单位,但是各项医疗设备、医疗技术等远不如内地其他三甲中医院,如何突破瓶颈"迈出去",使内地优异人才资源为我所用?引进人才、聘用外省专家就是很好的思路,于是 2017 年 5 月 13 日成立海南省中医院第一届外聘专家委员会,聘请了施维群教授在内的近 30 位各省市专家为医院外聘专家,并由施维群工作室成员程亚伟主任担

任委员会负责人,协调外聘专家指导科室发展、查房、教学、科研等工作。施维群教授同时也被聘为医院重点专科办公室顾问,在规划及运作好外聘专家力量、重点专科建设的不断推进中发挥了重要作用。目前海南省中医院外聘专家发展到 50 余名专家,极大地提升了各科室的科研、临床水平,促进学科建设的可持续发展。

3. 推动重点专科肝病科医教研的全面发展

2015 年施维群教授提出肝病科开设肝纤维化特色门诊、脂肪肝特色门诊意见,由工作室秘书何创医师执笔《关于海南省中医院开设抗肝纤维化门诊草案》《海南省中医院开设脂肪肝联合门诊草案》,草案分别从开设抗肝纤维化/脂肪肝门诊的必要性,以及前景、团队支持、日常运行管理、诊疗方案等方面详细阐述了运行的可行性,得到了院领导的认同,并于当年挂牌运作。聘请施维群教授为特聘专家顾问,吸引和造福于更多的肝病患者,逐步扭转了肝病科重点专科病房收治病种杂的不合理状况,并为相关专病专治的相关课题研究提供了临床基础。

临床上,施维群教授从 2015 年至今开展了近 30 次疑难病、危重病查房,出诊 50 余次,为科室疑难患者的诊治提供了治疗意见,多数患者也因此使病情得到转机及改善,提高了科室疑难病例诊治能力,部分患者也因此慕名前来就诊。施维群教授也积极推动科室义诊活动,由原来的几年一次义诊转变为固定每年至少 2 次,如全国爱肝日、世界肝炎日的义诊活动,施维群教授总以现场坐诊、科普讲座、线上咨询等方式亲力亲为,也以这种方式宣传了科室品牌。

学术上,施维群教授利用每次来海南期间给全院医师、规培生、实习生,尤其是本科室医护,进行授课,从 2015 年至今现场授课 30 余次。例如,"天然药物与肝损害",论述临床中部分中药的肝损害副作用、如何去避免及诊治;"医患沟通"为临床医师及即将步入临床的规范化培训住院医师讲授了如何处理好医患关系及其重要性;讲授"中医药大数据与中医病案""导师的范学生的伴""中药方剂顺势人体气机升降的三大矛盾"等,从临床、职业道德、临床科研、专业知识等全面教授本院医生及学生,无所保留。2020 年始,新冠疫情开始暴发,这三年因受疫情影响,施维群教授来海南的行程受到极大影响,但是他以网上授课的形式很好地解决上述问题,并成立了"非常假期读书会",组织线上学习几十次。另外,施维群教授还担任海南省中医药学会中医肝病专业委员会的名誉主任委员,每次都参与专业委员会的年会活动,为全省肝病专业委员授课。施维群教授还经常邀请浙江、广东、安徽等地的同行专家一同授课,倡导并建立浙琼肝病论坛,现发展为浙粤琼皖肝病论坛,为省内的脾胃肝病专业医生提供了一个较好的学术交流平台。施维群教授还经常督促及指导肝病科的医生参与全国中医肝病会议、全国中西结合肝病会议的投稿,对工作室的成员学术论文的发表进行指导修改,让科室在国内的学术上不会停滞不前。

科研上,施维群教授从 2014 年便开始指导海南省中医院肝病科科室成员课题申报工作,2015 年海南省自然基金项目"南药鹧鸪茶对非酒精性脂肪肝病的防治作用研究"成功申报,成为肝病科第一个省自然基金项目。2018 年参与并指导肝病科牵头的国家中医药标准化项目"呕血与便血中医临床诊疗指南(修订)初稿",并于 2019 年顺利结题。2020 年指导何创申报的海南省自然基金青年项目"基于肠肝轴研究鹧鸪调脂颗粒治疗代谢相关脂肪性肝病的作用及机制"。施维群教授作为指导老师,多次参与指导科室课题申报及论文发表。施维群教授组织及牵头海南省中医院及海南分站工作室成员多次发表相关专业论著,如 2018 年上海浦江教育出版社出版《黄疸专辑》,2019 年科学出版社出版《浙江中医临床名家·施维群》《肝纤维化中西医结合诊疗的临床实践》,2022 年科学出版社出版《杏林传承心悟》,收获满满。

随着科室不断发展壮大、临床技能的提升,科室未来发展的需求,施维群教授与院领导商榷将脾胃肝病分为肝病科、脾胃病科:一是科室发展壮大的需要;二是目前科室人员及各方面已经具备分科运作条件;三是分科后有利于专科专病、随着科室发展,1＋1 运作＞2;四是为建立中医消化中心打下基础。于是在 2021 年 8 月在院领导的支持下,成立肝病科/感染性疾病科、脾胃病科,从近 1 年的发展业绩看,还是取得了很好的进步。

目前海南省中医院施维群名中医工作室成员共 6 人:2 名正高级职称、2 名副高级职称、2 名中级职称,其中博士 1 名、研究生 4 名,无论在临床上还是科研、教学上都取得了可喜的成绩。相信海南分站在施维群教授的带领指导下,将不断壮大,为医院的发展及海南人民的健康事业做出应有的一份力量。施维群教授也像膏方一样,作用持久,全面指导海南中医事业的发展。

(整理:何　创)

后生们伴我前行医景无限

从继承中汲取乃吾之后来人的天职，探寻古今中医精髓，他们与师成为薪火相传中最重要的一环，这使我感到我的医景美妙无限。

一、 与施老师相识的 15 年，如同一个"三个五年规划"

　　时间总是那么任性，从不知道停下来等人。自 2008 年起，一转眼我已经和施维群老师认识 15 年。时间说长不长，但说短也不短。而今年恰逢施老师行医 50 周年，这更是一个特殊的日子。步入岐黄 50 年，老师苦读经典，旁参诸家，学验俱丰；悬壶济世五十载，老师治病救人无数，足迹遍布天南地北。所以，我想写篇记叙文谈谈和老师相识的 15 年带给我成长的经历。

　　与施老师相识的 15 年，如同"三个五年规划"，每五年都带来不同的目标和收获。在这 3 个阶段中，我对施老师的认识逐渐加深，他也越来越值得我敬重。第一个五年，施老师作为一个技术精湛、严谨干练的科室主任给我留下深刻印象。初次与施老师相遇是在 2006 年的夏天。当时我作为毕业实习生轮转到肝病科学习，第一天报到遇到的科室主任就是施老师。当时给我的初次印象就是特别严肃。施老师要求实习生每天早上早到半小时，查看所有患者病情、检验和检查结果等，早查房时都要汇报相关结果。我战战兢兢在肝病科学习了 2 周便结束了实习。第一次的相识除了施老师的"严肃"，好像也没留什么特别深的印象。

　　2007 年随着我进入浙江中医药大学附属第二医院工作，在住院医师规范化培训期间我有幸再次进入肝病科规培学习。这 3 个月的学习让我对施老师有了更深的印象——他工作严谨，医术高超。其实，施老师对自己和科室同事的要求很高。几乎每天他都是最早到达科室的人，第一时间查看病房里的危重患者。即使遇到节假日，施老师仍会对病房中的危重型肝炎病患者进行日常查房，及时调整治疗方案；而且只要有抢救需要，他总是随叫随到。有一次夜间值班时，一位肝硬化患者突发胡言乱语，烦躁不安，甚至还打骂医护人员。我跟着当班的老师也不知道如何处理应对，只好向老师求救。老师匆匆赶来，一看这位患者便问晚饭吃了什么？我说他家里人带了虾给他吃，想给他多补充点营养。老师说"还是这个虾惹的祸。"随后施老师便主动上前规劝患者。说来也奇怪，也许是因为施老师和患者有着十几年的医患情谊，患者即使"肝性脑病"发作，但仍记得施老师曾无数次救过他的命，于是施老师很快通过药物控制住了患者的病情。次日早交班后，施老师召开科室讨论会，指出患者已经住院约 2 周，但患者近期病情仍然反复，问我们原因何在，是否需要调整治疗方案。特别是中医药对该患者的治疗方案和实施应该如何调整？科室各位老师都各抒己见，提出了很多治疗意见。最后，老师仔细查看患者后，给予了中药内外联合疗法——中药口服加灌肠治疗。一周后，患者顺利出院。西医出身的我，这是第一次亲眼看到祖国医学的神奇之处。

　　施老师带领科室团队坚持临床、科研、教学三者并驾齐驱，突出中医特色，探索出了一条肝病的中西医结合防治之路。2007 年 10 月，浙江中医药大学附属第二医院肝病科被列为国家中医药管理局"十一五"重点专科建设单位。其实,施老师身上的担子更加重了。作为国家级的重点专科,我们的中医肝病科肩负着引领整个学科发展的重担。面对困难,施老师毫不退缩,接受挑战,制定了每周科会讨论制度,提出科室临床、科研与教学中存在的问题并及时讨论解决方案。例如,施老师严格要求科室的学科秘书倪伟医生根据国家重点专科建设的要求,逐条梳理学科建设标准,并在科室内反复讨论,结合科室成员的意见制定实施方案,并从临床问题出发,调整优化治疗方案,特别是中医药在治疗各种肝病方面的经验总结。经过长期的临床实践,逐渐形成了科室的优势病种,自主制定了肝著(慢性乙型病毒性肝炎)、积聚(肝硬化代偿期)、肝癖(非酒精性脂肪性肝病)这 3 个优势病种的诊疗方案及临床路径,并在临床实施多年,且在专科建设过程中不断优化这 3 个优势病种的中医特色诊疗方案。在此之前,他们以"肝著(慢性乙型病毒性肝炎)"作为浙江中医药大学附属第二医院试点,开展了临床路径管理,并不断进行质量改进,为后来其他优势病种包括其他科室的临床路径提供了丰富而宝贵的经验。在施老师的领导下,肝病科充分发挥中医药特色,不断创新,并开展了多项中医特色诊疗,取得了明显的疗效。例如,"脐透消臌贴"(莱菔子 10 g,汉防己 10 g,地龙 5 g,砂仁 5 g)在肝硬化腹水患者中的临床应用;"清肠合剂"(生大黄 20 g,熟附片 16 g,地榆炭 30 g,蒲公英 30 g。阴虚加生地黄 30 g,黄疸加茵陈 30 g,腹胀加大腹皮 30 g,煎取 150 ml)治疗肝性脑病;"黄芪注射液穴位注射"调节慢性乙型肝炎患者免疫功能等。施老师带领科室取得了一个又一个的成果,攻克了一次又一次的难关。这些成果的取得离不开施老师严谨的做事态度、高度的责任自律和高超的临床医术。

在第二个五年里,施老师作为一名立场坚定、一心为民的党支部书记,在党建工作中发挥了重要作用。大家都知道施老师是一名老共产党员,也是一位老支部书记。除了担任肝病科科主任和学科带头人的职责之外,施老师还担任了内科第五党支部的支部书记。作为支部书记,施老师一直致力于将优质的医疗技术服务于基层百姓。基层支部党建共建工作使得三甲医院的优质医疗服务输送到基层一线。施维群老师带领我们内科第五党支部最早与杭州市滨江区长河街道社区服务中心进行了支部共建。我们支部对接社区党支部,以支部共建为契机,首先把临床诊疗技术传授于基层医疗机构。施老师带领支部党员定期为基层医务人员进行临床技能培训,包括如何进行三级查房、教学查房、心肺复苏抢救和模拟多发伤应急演练等。通过一个周期的支部共建,切实提高了基础医疗的服务能力,而且后来长河街道社区卫生服务中心、滨江区妇幼保健院也顺利完成了等级医院的培训。

一方面,施老师带领支部党员着力于基层医疗服务能力建设;另一方面,施老师也定期将优质医疗资源下沉到基层。在滨江区长河街道、余杭区瓶窑镇、临平区塘栖镇、金华地区、丽水多地和省外多地均有施老师带领支部党员服务基层事迹。当时支部与瓶窑当地的一名肿瘤患者姚阿姨结对子。我们每季度定期到姚阿姨家随访问诊送药,并带去一些支部党员捐献的生活费。这在一定程度上缓解了姚阿姨的经济负担和心理压力。姚阿姨看到我们去慰问时,总是感动得流泪。这种支持支撑着这个原本疲惫不堪的家坚定地走下去。

施老师还把名中医工作站建设到了临平、丽水、海南多地。我们在佩服施老师精力充沛的同时也都很疑惑老师现在这么忙,还要到外地下基层服务?在一次施老师门诊结束后的闲聊中,我们谈到了这个问题。施老师笑着说:"下基层我可并不是为了赚钱而去的。事实上,基层医疗技术相对较为落后,但近年来,在国家的大力扶持下,基层医疗已经取得了很大的进步。作为一名老党员和老医生,我最大的心愿就是将我的技术服务于老百姓,传递给基层一线的医务人员。等到我退休无法再奔走于基层时,就无须再下去了。"施老师的话让我们深受启发。他以一名老党员和老医生的身份,深知基层医疗的困境和需求,而且非常愿意将自己的专业知识和经验传授给基层医务人员。他并不追求个人利益,而是出于对社会的责任和对患者的关怀,积极参与基层医疗服务和培训工作。这种无私奉献的精神和扎实的行动深深地感染着我们。我们都希望能够向施老师学习,将自己的医疗技术和知识传递给更多的人,为基层医疗事业的发展贡献自己的力量。施老师所做的事情是一个榜样,也是我们共同努力的目标。我们相信,在大家的共同努力下,基层医疗事业会迎来更加美好的未来。在施老师的领导下,我们内科第五党支部荣获首批"基层示范党支部"的称号,同时施老师本人也获得了"校级优秀党务工作者"的荣誉称号。施老师是一位立场坚定、一心为民的老党员,也是一位出色的支部书记。

第三个五年,老师是一位平易近人,心里装着别人的可敬长辈。时光荏苒,我已经跟随施老师做学生十余年。正如古语所言,一日为师,终身为父。施老师平易近人,与他相处既像师生,又像朋友,但更让我尊敬的是他的长者风范。一路走来,他不仅传授给我医术,更重要的是教导我如何做人。

"忙"是施老师工作的一个显著特征。医院临床工作本身就十分繁忙,而且他还兼任各种学术组织的主任、副主任等职务。他总是忙碌于各项工作之中,但他的工作效率和执行力都非常高,给人留下深刻的印象。然而,尽管外界看起来他忙碌而急迫,但对待学生,他总是平易近人,充满耐心和温暖。

我在 ICU 工作,如今工作越来越繁忙,抽空在老师身边学习的时间也越来越少。然而,施老师总是将学生的事情视为自己的事情,尤其在传道授业解惑方面更是毫不保留。在临床工作中,我经常遇到一些棘手的疾病和问题。每当我遇到困扰时,我会通过电话或微信向施老师请教。有一次,病房里的一位重症肺炎患者因长时间卧床,病情危重,全身浮肿,出现了严重的背部压疮,皮肤大片剥脱坏死。经我们团队多次讨论,花费了大量精力进行清创换药处理,但疗效并不理想,溃烂情况仍在恶化。于是我将照片发送给施老师,他回复说:"可以尝试使用中药外敷。"起初,我以为施老师只是让我自己查阅资料开具中药方便外敷。然而,令我感动和惊讶的是,施老师开着车带着师母直接赶到医院,亲自查看患者的病情,并根据患者具体情况辨证施治。后来我才了解到,那天正好是周末,施老师本来和师母在附近逛街,但一听说我这里有位患者情况紧急,他们立刻开车前来查看。他通过自己的实际行动向我们这些学生传达了一个重要的理念,即对待患者要像对待亲人一样,甚至超过亲人。同时,施老师对学生的关心和爱护不仅仅是发几个微信问候,而是把学生当作自己的孩子,将学生的事情当作自己的事情来处理。

作为施老师的学生，我感到非常幸运。工作后，我经常遇到一些疑难病例，除了向施老师请教外，我也经常查阅书籍和文献资料。而施老师是一位每年都会为学生购买书籍的老师。由于我在ICU工作中常常面临疑难感染病例，我在这方面的知识相对欠缺。施老师就为我购买了《疑难感染病和发热病例精选与临床思维》一书，并嘱咐我要认真学习每个病例，尤其要建立良好的诊断思路。每年，他都会邀请我们这些学生聚在一起，聊天、谈论理想、规划未来。施老师从不高高在上地以命令的口吻要求学生，而是通过情感和理性的方式激发学生的积极性。

　　他对待学生的方式也同样适用于对待患者。我还记得有一次，一个中年妇女来到施老师的门诊，说她的父亲下肢行动不便，需要轮椅。施老师二话不说，直接去楼下查看患者的病情，详细询问了老爷爷的情况后，主动为其开具了药方，并亲自取药。还有一次，一位外地的患者因未能赶上施老师的门诊，便通过微信联系施老师。你也许无法想象，施老师让患者去小区接待处，为其看病并开具药方，然后让患者回到自己所在城市的医院去取药。还有一次，施老师带领团队前往丽水缙云义诊，这是在全国爱肝日举行的。听说当地有一位重病患者常年卧床，而且家庭困难，施老师立刻倡议大家临时捐款，并亲自前往患者家中慰问并查看患者的情况。患者的家人和当地村委干部看到这一幕后深受感动，纷纷称赞施老师为拥有"菩萨心肠"的医生。

　　这样的例子比比皆是，施老师通过实际行动向我们这些学生阐述了医者的行医理念和为人之道。在施老师行医五十周年之际，我由衷地敬佩他始终保持初心，并感谢他对我的不离不弃。我希望他能继续引领我们这些年轻的学生，帮助我们成长。

（整理：丁月平）

二、 贵人施细雨　润物馨无声

——向施维群教授从业 50 周年敬礼

1. 老当益壮,激励后生

前段时间一个周五的上午,我跟随施老师再次门诊侍诊,中午闲暇之际谈到了工作室里一些事情,施老师说了很多。望着老师熟悉的脸庞,却又觉得那么陌生。曾经的英俊潇洒稳重成熟的施老师,现在已是头顶稀疏银发但仍精神矍铄的一个老人家。是啊,一晃老师退休都快十年了。施老师已不再年轻,沧桑岁月侵蚀了他过去的容颜。

跟随施老师一起侍诊的还有一位帅小伙小郑。2022 年刚参加完省里中医师承出师考,这两年一直跟随施老师学习,在各个门诊时间里随着施老师抄方。在诊疗过程中施老师不断给予他启示性或纠正性提问、提示和提醒。小伙子学习很认真,也非常的上心,进步也很快。老师教得认真,学生也学得用心。一老一少,一问一答,一会儿高声回应,一会儿低声细语,一阵儿场景严肃,一阵儿开心笑语,温情满满,香溢诊间,沁人心脾,很难令人忘却。

施老师是刚从浙江省中医药学会肝病主任委员的位置上退下来后,2018 年又担起筹备、组织、成立浙江省中医药学会名老中医经验和学术流派传承分会的工作并众望所归担任主任委员,带领全省各地同道轰轰烈烈开展各级名医包括国家级、省市级名老中医经验整理和交流,各地学术流派传承组织工作。我有幸参加委员会工作。这 3 年受新冠疫情影响,每年度年会以"线上＋线下"形式开得有声有色,反响很大,影响深远,分会连续 4 年获评省中医药学会优秀分会。

2021 年初刚通过浙江省施维群名中医工作室的验收审核,接着又获批全国名老中医药专家传承工作室建设项目。施老师工作室雷厉风行在全国及省内共开设有 6 家分站,他身体力行,不辞劳顿,常年奔波于各工作室之间……

此外,这么多年来,施老师接诊来自全省内外各地而来求诊的患者,应接不暇,节假日休息无多。我一直看到施老师在忙、不停地工作,可却从未听到他叫苦、叫累。

老师心不老,不服老,老当益壮,激励后生,令人敬仰。

2. 事业、生活精彩纷呈

跟随施老师算起来,迄今差不多 13 个年头了。2022 年听施老师自己说,他在医学临床科研教学的时间算起来已经快 50 个年头了。人生百年,施老师可谓大半生的奉献,为人低调而不失事业光彩,生活简单而不失成果繁华。这些年,教书育人,治病救人,简简单单,反反复复,如贵人施细雨,衍射出许多靓丽光彩,孕育了一批新鲜事物,让人如入屠苏,弥久馨香,受益匪浅。

2016年杭州市临平区中医院(原余杭区中医院)浙江省施维群名中医工作室正式挂牌成立,由脾胃病科承接并负责建设管理。作为工作室的管理负责人及骨干成员,施老师一直都给予我鼓励和支持,因地制宜提出建设意见,策划、建设发展远景。除了2周一次的脾胃病科专家门诊外,每次门诊结束后,步入病房参加高危患者查房会诊,参与疑难病例讨论,并给予指导性意见。施老师不仅解决了我们许多临床疑问、医学疑难,还分享了脾胃病领域最新进展知识;既解决了我们临床上的问题,又提高了我们全科技术人员的临床医学专业技能。

施老师定期会来到在我们科室内开展专业知识讲座,内容涵盖现代医学和中医学的内容。每年会来到脾胃病科举办的市级继教班上传授宝贵临证经验。2021年,全国脂肪肝数据库建设项目分中心成功在临平区中医院落地,为本院脾胃病学科建设发展迈上一个新台阶。2017年以来,脾胃病科顺利通过杭州市医学重点学科验收,顺利获批浙江省中医重点专科建设项目等成绩与施老师的悉心指导、精心栽培是分不开的。

谨以此篇敬礼!

（整理:傅克模）

三、 十七载师徒情

2005年我本科毕业后很幸运地考上了施维群教授的硕士研究生。还记得初见施老师的情景,和想象中的导师完全不一样,他看起来非常年轻,声如洪钟,底气十足,思维敏捷,雷厉风行,同时又和蔼可亲,风趣幽默。在参加完硕士研究生面试确定被录取后,我得到了施老师的殷切希望和指导,他赠我一本《临床肝胆病》,希望我在入学前就开始阅读。送书给学生也是施老师对每位学生的惯例,希望每个学生都能踏实读书、认真做学问。

2005年8月,施老师主办的第二届中西医结合抗肝纤维化论坛在杭州召开,这次大会邀请了全国多位著名专家,是一个难得的学习机会。于是在他的召唤下,我开学前就到了杭州,施老师想办法给我解决了住宿问题,还把自己的食堂饭卡给了我。在施老师和蔡国英师姐的带领下,我参与了此次学术论坛的筹办工作。在这个过程中,我深刻体会到了施老师超人的精力和统揽全局的能力,他高标准、严要求的工作风格影响着我们。

正式进入临床后,施老师便对我提出了更高、更严格的标准。一方面作为医生,临床实践能力一定要过硬;同时作为研究生,也要开始学着如何做科研。施老师要求每天我早上至少提前10分钟到科室里,交班前先把自己的患者病情了解一遍,如前一天的尿量、体温等。施老师对病历的要求也非常严格,从内容到格式、字体,都要求一丝不苟,他也会时不时地突击检查病历质量。他对待每位患者及家属都和蔼可亲,查房时氛围轻松,这样能给患者减少很多心理负担。在临床上,施老师常常叮嘱,决不能把中医给丢了。我想他是有感于当时日益西化的教育吧!

临床实践过程当中,科学研究也要同时进行,施老师从一开始就培养我的科研意识和思路,如何检索文献、阅读文献、吸收文献,再转化为自己的知识或灵感。那时候的网络远没有现在发达,网购也未兴起,有时候查文献、看书真的要找很久。我还清晰地记得有一天中午,利用休息时间施老师带着我跑到其他医院的图书馆查资料、借书,这种孜孜不倦、求真务实的精神深深感染着我。

施老师自幼好学,行医五十年来博览群书、笔耕不辍,中医功底非常深厚,他也常常跟我谈起他的跟师学医之路,跟随不同的中医大家临证,晨起朗读中医经典、晚上挑灯钻研医案、进临床、进药房、上山采识中草药。经过几十年的摸索积累,施老师主要在中医药防治急慢性肝病方面,中医药内服、外治法治疗肝硬化及其并发症,以及中医药在抗乙型肝炎病毒、调节免疫功能、抗肝纤维化等方面的作用及妊娠肝病诊治等领域,形成了自己独特的诊治经验。

某年春节前,接诊了一位急性肝功能衰竭的老奶奶,70多岁,总胆红素高达425 μmol/L,

已出现肝性脑病,时而胡言乱语,时而嗜睡,凝血功能又非常差,随时有可能出现病情加重,甚至危及生命,建议行人工肝治疗。但患者家境贫寒,根本负担不起人工肝高昂的费用。施老师第一时间到老奶奶的病床边诊查,中医辨证认为患者热毒上扰神明,湿热蕴结,然后开了自拟的中药"清肠合剂"保留灌肠,同时予以清热利湿、开窍醒神兼顾护胃气的中药口服。5剂后,老奶奶的小便颜色变淡,神志也明显清醒不少。10天后老奶奶的病情已稳定许多,接着安心过了年。施老师经过多年临床实践自创的"清肠合剂""透脐消臌贴"也已经获得专利,并在多地推广,造福患者。

"守正创新",加强对名老中医学术经验、中医学术流派的传承对中医药事业具有重大的战略意义,也是我们国家中医药发展的重要举措。2017年,施老师肩负重任开始筹建浙江省中医药学会名老中医经验与学术流派传承分会;2018年,他担任了分会主任委员,我担任秘书,这也是全国第一个打破专科界限、回归中医本源的省级学会组织。在分会的建设过程中,施老师一次次召集大家开会、讨论,如何把"浙派中医"发扬光大,如何挖掘我省的中医药学术流派,如何把名老中医的经验传承下去、怎样培养年轻中医药人才,是施老师在大量调研、整理、策划工作中以"守正创新",使"浙派中医"继续发展的主要精力。在未来的几年,我将继续在施老师的带领下为浙江省中医药的传承发展而努力。

施老师多年来一直热心于公益和科普,他无数次下基层、进社区、上电视或者网络在线为老百姓进行义诊、咨询、健康讲座,无论山路多么崎岖,天气如何恶劣,他赤诚的公益心始终没变。

作为学生,我已经有幸与他学习和工作了17年,同时作为施老师的第六批学术经验继承人及中医传承工作室的负责人,我深深感到这份责任的重大,我将继续努力学习传承发展中医,不负施老师的殷切期望,为推动我省中医传统文化的传承和发展贡献自己的力量。

（整理:倪　伟）

四、 幸遇恩师，如沐春风

人生就是经历与感恩，我与恩师施维群教授结识是在我研究生的毕业季，那时候他是我毕业论文的评审专家，真正拜于恩师门下，是在 2017 年 3 月 15 日，时值金华市第二批名老中医药专家学术经验继承工作拜师日，承蒙恩师允纳，敬奉跪拜，正式拜于施老师门下，从此开启了跟师学习之路。施老师德艺高乘，令我辈敬仰，他既是名师，亦是名师之徒，其中就有脾胃病大家俞尚德先生，有杨少山、王永钧、盛循卿、傅学铨、何子淮教授等人，都是医名隆盛的临床大家。如今施老师也是后起名师之师，他的诸多弟子，已成为科室栋梁之材，顶梁支柱。在跟师的这些年，我学习到了很多东西，也成长了很多，老师对我恩重如山，饮水思源，师恩永志，对我来说幸遇恩师，如沐春风，学业逐步增长，事业渐见成效。此逢恩师从医50 周年之际，挥墨拙笔，记述几则，以表敬意。

1. 恩师劝学启示

劝学是一种思想主张，是一种优良传统，《礼记·学记》云："玉不琢，不成器；人不学，不知道，是故古之王者，建国君民，教学为先。"劝学，劝诫别人学习。在历史上，最为著名的有荀子《劝学》《孙权劝学》，张洞之《劝学篇》。孔子提出"学而优则仕"，他主张"四教"（文、行、忠、信）和"六经"（诗、书、礼、易、乐、春秋）。而恩师施维群教授也是一名热衷于劝学之人，他认为"学而知之"是读书人的理想目标，施老师主张"言传身教""诲人不倦"，注重教师的表率作用。特别是在新冠疫情暴发期间，他利用微信、钉钉、腾讯等多种自媒体组建了"非常假期读书会"，率先垂范，组织了约百场的专题讲座及学术交流学习会，其中在 2020 年 2 月 5 日到 4 月 26 日，82 天的时间里，就有 54 场读书交流会。施老师每次交流会都精心准备，认真聆听，会心点评，他认为医学生要多读书，他还为每一位学员量身打造，制定读书清单，施老师始终强调，"书中自有千钟粟……书中自有黄金屋"，他不断鼓励学生要充分利用时间读书。

施老师认为，"始乎诵经"，即读经典，经典的学习是充实自己内心最基本的途径，故《黄帝内经》《伤寒论》《金匮要略》《温病条辨》等，均应反复精读，重要章节还应背诵。从经典中学习理论，品悟古人的实践，领悟行医的为人之道。施老师认为学生不应该只是单纯地相信书本上的知识，要带有批判性的思维去看待问题，对待学习要积极主动并且享受它所带来的快乐过程。读书阅读的目的不是为了简单地掌握知识，也不是为了获得某项技能。它应是一种理论自信、文化自信，通过不断地获取新的知识来填充自己的内心，使自己的内心变得强大而充实，开阔自己的视野，扩宽自己的思维，不断地去完善自身、修身养性，成就自己的理想人格,这才是读书的最终目的。荀子的《劝学》曰:"吾尝终日而思矣,不如须臾之所学也;吾尝跂而望矣,不如登高之博见也。"思不如学,在施老师的推荐下,我将《伤寒论》条目读抄了一遍,目前正在精读《郝万山讲解伤寒论》和《黄煌十大类方》。

施老师强调学习还要转化为实践,如果不将其运用于实践中,那也只是虚妄的知识、未经证实的理论。还应不断在临床中总结成效,将这些理论付诸实践并观察其在实践中的成果,即临床疗效。正如清代宁松生的《书林选青》曰:"不读书穷理,则所见不广,认证不真,不临证看病,则阅历不到,运用不熟。"在实践中去探索、去获取知识和启发,实践的关键在于将遇到的难题运用自己的知识与能力解决问题,即将理论转为实践获得的个人直接经验,我把它简单地称为"本事",这本事就是你从医的立身之本。《医宗金鉴·凡例》也说:"医者,书不熟则理不明,理不明则识不精。临证游移,漫无定见,药证不合,难以奏效。"那么要想在临床实践上有所成绩需要读哪些书呢? 施老师推荐如《医宗金鉴》《医学衷中参西录》《脾胃论》《傅青主女科》《景岳全书》《医门法律》《临证指南医案》等。临床碰到的大多问题都能在书中找到答案,要看你的阅读量,以及知识的积累和理解能力,这里简单谈谈本人对"小青龙汤"的理解及运用。《伤寒论》记载"伤寒表不解,心下有水气,干呕发热而咳,或渴,或利,或噎,或小便不利、少腹满,或喘者,小青龙汤主之。伤寒心下有水气,咳而微喘,发热不渴。服汤已渴者,此寒去欲解也。小青龙汤主之"。《黄煌十大类方》概括小青龙汤的方证:①咳喘,痰液呈水样或黏液性,量较多,或鼻塞、打喷嚏、流清水样鼻涕;②恶寒,特别是背部有显著的冷感,发热或不发热,平时无汗,咳喘时可有汗出;③苔白滑。结合两本书的描述,本人现在在儿科门诊,如碰到咳喘患儿,症见清稀甚至水样鼻涕、水样痰的;还有的患儿到门诊,掀开口罩可见鼻涕已流至嘴巴里,这时候直接上小青龙汤,均能收到很好的效果。

最后,施老师强调学习并非是一件简单的事情,它不是一个人孤立地就可以完成的事。因此施老师组建了读书会,"三人行,必有我师焉",要善于向良师益友请教,"博学之,审问之,慎思之,明辨之,笃行之。绝韦编万卷无止,论经史三人有师",通过读书会的交流可以分享读书的收获、体会,互通有无,还可以征求他人的意见与看法,对临床及科研均有好处。"听君一席话,胜读十年书",在你迷茫的时候、在你焦虑的时候,不妨多和志同道合的朋友沟通、交流,多读书,医者读万卷书,而后可以济世。

2. 恩师语录,我的感悟

恩师施维群教授平时转发在朋友圈的读书笔记或阅读随想,或是转载,或是转述,不管是某种形式,我想它代表了恩师当时的心情和心境,以及人生感悟,也是恩师保持自律的一种精神。或许你阅读了这些只言片语,它暂时不能改变你的现状,但假以时日,它的回馈一定让你惊喜。因此每次我都会反复阅读3遍,并把它记录下来,加上自己不成熟的领悟,并且时刻用它们鞭策自己,因为我想对自己有要求的人,总不会过得太差。今日有幸梳理部分,以飨读者。

师语	吾悟
人生永远在路上，梦想永远在前方，有心无难事，有诚前路通，正确的心态能让人生的路更坦、更舒心	每一天都是在选择与放弃之间成长。在困难面前，如果你能在众人都放弃时再多坚持一秒，那么，最后的胜利一定是属于你的。其实早起和睡懒觉就在一念之间，要么继续趴下做你没有做完的梦；要么拉开被子完成你没有完成的梦想
什么是担当？今天的每一步，都是在为之前的每一次选择买单；什么是沉淀？今天的每一步，都在为今后的每点成功布局	有多少付出就有多少收获，积少成多，厚积薄发，不积跬步，无以至千里；不积小流，无以成江海
熬过了必需的苦，才能过上喜欢的生活。在一切变好之前，我们总要经历一些不开心的日子，这段日子也许很长，也许只是一觉醒来，所以耐心点，给好运一点时间	酸甜苦辣才是生活的滋味，诠释生命的真谛，笑着面对一切困难，一切也许没有那么困难
人生如逆水行舟，有时候，梦想与现实背道而驰，你没有能力掌控它的方向，不能预知它的未来，这时候，不必苦苦挣扎，上下求索，需要的是换一个目标、换一个开始、换一种方式，去看待生活的阴晴圆缺	生活的态度也有开关键，换一种打开方式，就会有不同处理方法，也会有不同的收获。就如面对"路怒症"，你或是忍忍就过去了；或是恶语相向，大打出手，两败俱伤
生活不可能一帆风顺，总有波折，总有险阻。生活是个爱开玩笑的孩子，也许今天给你所有，明天又会让你一无所有，无须烦恼，该来的总会来的……	生活就是要敢想敢拼，越挫越勇，吃尽酸甜苦辣，抵御严寒酷暑，也能够拥抱花红柳绿
心态年轻豁达有十要素：①不说硬话，不做软事。②变得对一切都那么的淡泊，变得自己知道到底想要的是什么。③知人不评人，知理不争论。④于己，君子慎独；于人，看破不说破。⑤有些事你选择把它放在心里，而不是到处宣扬的时候，你就长大了。⑥好好吃饭，好好睡觉，好好锻炼。⑦顾及别人的感受，成熟稳重地照顾全局。⑧能把自己在外面受的挫折藏好，不把怒和哀写脸上，不让无辜而且爱你的人看你的冷脸。⑨看透不说透，不为情绪左右。⑩成熟，应该是能包容不一样的声音	我们都太习惯纵容自己，随波逐流，都要对自己有要求，几乎都是今天说完明天忘记，保持自律的气质，就是心态年轻的奥秘
人生旅途，除继续"活到老学到老"的学习外，还要增强做好人做好事的思想和行动。做人做事是一个永无止境的过程，没有最好只有更好。要履职尽责，必须尽心尽力地分享自己的认识与实践体会 　　希望用"一辈子"、在空间上"无死角"地做好人做好事。这就是成功做人！	每天给自己一个希望，努力做好人做好事，不为未知的明天而担忧，不为逝去的昨天而叹息。当梦想还在，努力，总能找到更好的自己
大自然中体验顺其自然，很多人都喜欢在碰到难题的时候说一句"顺其自然"，这四个字就像是心灵的安慰剂。想要让自己的生命更有质量，能力之内，尽全力，不断攀登；能力之外，顺其自然，失之坦然。真正的顺其自然，是努力过后的平常心，是竭尽全力之后的不强求，而非两手一摊的不作为。或许，这才是对"顺其自然"这四个字最好的诠释	物来顺应，未来不迎，当时不杂，既过不恋（曾国藩）

（续表）

师语	吾悟
一个人的最好状态,微笑挂嘴边,自信扬脸颜,梦想藏心里,行动落腿脚。既享受日常的仪式感,也迎战任何生活中的风风雨雨,无论身在何处,不管遭周环境如何,都依然潇洒地绽放自己的美丽,活出自己的精彩	不要计较自己的身世和抱怨自己的际遇,或者将自己的不幸怪罪到别人身上。你是选择充满爱与感恩的世界,还是选择充斥仇与怨的世界,全都在你的一念之间
努力,不是为了要感动谁,也不是要做给哪个人看,而是要让自己随时有能力并拥有选择的权利,用自己喜欢的方式过一生。现实会告诉你,不努力就会被生活踩死。无须找什么借口,一无所有,就是努力的理由	每个优秀的人是付出了很多努力,忍受孤独和寂寞,不抱怨,不诉苦,唯累过,方得闲。唯苦过,方知甜
人生就是一连串的抉择,就业、择业也好,创业、立业也罢,学习、生活亦是如此,切记不要活在别人嘴里、不要活在别人眼里,而是把命运牢牢握在自己的手里	自己不努力,没人会帮你,不要假装很努力,因为结果不会陪你演戏
无论你做什么职业,可能做得蛮好,或者做得不够好,但是这一切都不重要。重要的是这一生的生命情感是否达到至善。人生具体的目标会有成功失败,但人生没有失败,因为"此心存乎天理之极"	勿以恶小而为之,勿以善小而不为(刘备《遗诏敕后生》)
越活心态越好有 5 种生活方式:①保持乐观;②坚持运动;③保持学习习惯;④永久善良;⑤活好当下	努力去改变,慢慢去实现
人生是一场追求,也是一场领悟。这一生,路要自己走,一个人,先得受伤才能明白,先得跌倒才开始成长,先得丢失才会有收获。很多时候,就是在跌跌绊绊中,我们学会了生活	我们往往都要求我们成为最好的,但忘记问自己是不是最努力的
"忽悠"自己天底下没有废物,只有不懂利用的人。贵人常常是别人,敌人肯定是自己。人生的意义,在于善用自己;人生的目的,在于成就他人。要知足最好的方式,就是把握每个当下	知足常乐
"上苍不会让所有幸福集中到某个人身上,得到了爱情未必拥有金钱,拥有金钱未必得到快乐,得到快乐未必拥有健康,拥有健康未必一切都会如愿以偿。"人这一生,不可能占尽世间所有的好处,永远得偿所愿	人生就像一杯茶,当你悲伤的时候去品它是苦涩的;而当你愉悦的时候品它却是香甜的
今天再大的事,到了明天就是小事;今年再大的事,到了明年就是故事;今生再大的事,到了来世就是传说。我们只不过就是个有故事的人	眼看前面,活在当下,努力改变现状,过去的就让它潇洒地随风而去
抱最大希望,尽最大努力,做最坏打算,持最好心态。用自己的心去触摸人生,用自己的双眼去解读人生,用自己的经历去体会人生真正的含义	一生多磨难,逆境中成就英雄,勇往直前,遇到的虽然是挫折与坎坷,但得到的却是勇敢和坚韧不拔的高尚品格

（整理:李剑霜）

五、 我与施老师的缘分

　　我小的时候肠胃不好,吃生冷的食物就会腹痛、腹泻。炎炎夏日,隔壁小伙伴买了冰棍来我家吃,我只能眼巴巴地看着,口水都流下来了,奶奶看着心疼,给我买了一根,冰棍凉爽清甜,吃着是痛快了,可接下来腹痛、腹泻接踵而至,父母要带我去卫生院输液、吃药才能缓解。如果父母不在家,奶奶会去村口的庙旁拔一种药草,煮水给我喝,药水的味道是不怎么好,而且要喝一大碗,但我每次喝完后,腹痛、腹泻都能好起来。奶奶不识字,只知道在缺医少药的年代,祖辈都用这个草药治疗腹泻,而且效果很好。这在当时我幼小的心中就埋下了中医中药的种子。

　　1999年,我通过高考顺利进入浙江中医学院(现为浙江中医药大学),学习中西医结合临床专业。在学习过程中,我发现中医教材如《中医基础理论》《中医诊断学》等比较宏观、抽象,需要细心、耐心地体会和领悟;而相比之下,西医更加直观、清晰,学习起来就简单多了。那时的我还远远没有体会到中医的妙处,只是机械地背记中医内容,应付考试;而我的兴趣和思维方式一直是按西医的方式,觉得西医直观清晰,但中医让人云里雾里,观之不透。正因如此,我在2004年报考研究生时,我选择了当时学校最优秀的西医教授之一——浙江省中医院消化内科的吕宾教授,跟着吕老师学习西医消化诊疗、内镜操作、科研等,也算得心应手。毕业后我开始了临床工作,并在此后的较长时间都是用西医的思维、诊疗手段来工作,似乎淡忘了自己也是中医人。

　　随着工作年限延长,碰到的患者、病种越来越多,我发现现代医学对很多疾病的诊断治疗并不能达到预期的效果。尤其是随着现代生活节奏加快,压力加大,催生了很多“非器质性疾病”,而西医在这些疾病的诊断、治疗方面,存在诸多局限,如疲劳综合征、慢性腹泻、肠易激综合征等疾病,这些疾病存在社会心理因素,患者往往会伴随心理问题,西医诊断依靠症候或者排除性诊断,治疗以对症处理为主,疗效不明显且容易反复发作;还有肝硬化及其并发症、肿瘤术后康复等,西医治疗手段有限,苦于自己中医诊疗水平实在有限,我推荐他们去找名中医诊治,因此目睹了很多西医束手无策的患者,在中医中药的调理下,取得了以前我想象不到的疗效。作为中医人,我感觉羞愧,再次萌生了好好学习中医的想法,重拾《中医诊断学》《中医内科学》等教材,尝试用中医中药治疗西医不能解决的疾患,也取得了一些效果,但苦于没有名师指点,总是走弯路,进步很慢。如果能跟一位中医名师学习,那该多好。当时我了解到施老师不但是中医临床大家,在中医肝、胆、脾、胃病等方面有丰富独到的学术经验和技术专长,而且对西医(包括心理学)也有很深的造诣。更难得的是,施老师非常重视经验和学术传承,是浙江省中医药学会名老中医经验与学术流派传承分会的第一任主任委员,如果有幸能跟着这样一位医术精湛、医德高超,又注重传承创新的老师学习,真是再好不过了。

2021年,国家中医药管理局发布了第七批全国老中医药专家学术经验继承工作指导老师和继承人的通知。在我和一些好朋友聊起我想跟师学习的愿望后,我的好友丁月平给我打来电话,告诉我有一位名师可以推荐给我,而这位名师正是我心心念念的施老师。这种缘分实在是太奇妙了。当时,我感到非常激动,但冷静下来后,我开始思考:首先,施老师作为一位如此有名的中医大家,肯定有很多人报名,竞争一定很激烈。而且,我和施老师几乎没有交集,他对我并不了解。其次,我自认为中医功底薄弱,不一定能够引起老师的关注。

丁月平笑着说,施老师人非常好,不要有太多顾虑。他建议我们找个时间一起去聊聊。怀着忐忑的心情,我来到了施老师的诊室,与我想象中的不同,我见到的是一位和蔼可亲的长者,他眉眼弯弯,带着笑容,脸上还有两个酒窝。我的心情立刻放松下来。施老师亲切地询问我是哪里人,以前的导师是谁,为什么想跟他学习中医。我一一回答了他的问题。其间,施老师一直面带微笑,认真倾听我的回答。然后他告诉我,他非常喜欢师徒传承的方式。如果我愿意学习,他也愿意教导我。这让我原本忐忑不安的心情立刻缓解下来。我开始思考如何尽快了解施老师的学术思想,施老师仿佛看穿了我的心思,他从柜子里拿出了他的著作《肝纤维化中西医结合诊疗的临床实践》《黄疸》,并亲自为我写下寄语,并签上了他的名字。他勉励我好好学习,努力提高医疗水平,造福更多的患者。2022年5月,国家中医药管理局公布第七批全国老中医药专家学术经验继承工作指导老师及继承人名单,我和施老师正式结缘,有幸得以学习继承学术经验。施老师对传承工作安排细致周到,多次开会商讨细节,并筹划了庄重的拜师仪式。考虑到工作日我在自己科室的工作比较繁忙,施老师特意给我安排了晚上的跟诊时间。施老师总是把患者放在第一位。为了先让焦急等待的患者尽快得到治疗,施老师总是饿着肚子先看诊,晚上7点左右才有时间匆匆吃上几口外卖,然后又继续看诊,对没挂上号、要求加号的患者总是有求必应,问诊耐心细致,从来没有不耐烦的情绪,患者之间都是口口相传,很多都是一家人、同事一起来找施老师调理。施老师医术高超,尤其擅长运用中西医结合治疗肝病,均取得极好疗效,取其中一小部分,分享如下。

病案1 娄某,男,56岁,银行职员。因"反复腹胀乏力15年"就诊,4月前曾发生消化道出血,表现为黑便、无呕血,查胃镜提示"胃底静脉重度曲张",因"凝血功能障碍"未行内镜下治疗,出院后口服利可君升白细胞、恩替卡韦抗病毒、卡维地洛降低门静脉压力、雷贝拉唑制酸护胃。肝脏CTA:①肝左右动脉及肝内分支稍纤细;脾动脉迂曲扩张。②门静脉高压伴侧支循环形成,食管下段、胃底静脉曲张,脾-肾静脉及脾-胃静脉分流。肝静脉显示欠佳。③肝硬化、脾大、腹水;肝脏小囊肿;胆囊炎、胆囊小结石。④升结肠壁水肿。

刻下:大便偏稀,睡眠尚可,多梦。舌红苔薄,脉细弦。证属气阴不足,治宜滋补肝肾,活血养血。方拟六味地黄汤合二至丸合青蒿鳖甲汤加减7剂。药物:生地黄15 g,熟地黄15 g,蒸萸肉10 g,温山药15 g,茯苓15 g,牡丹皮10 g,生泽泻10 g,女贞子15 g,墨旱莲15 g,醋鳖甲12 g,炒知母12 g,青蒿10 g,三七花6 g,阳春砂6 g,麸白芍10 g,地肤子10 g,白花蛇舌草30 g。

一诊后,患者腹胀乏力好转,大便成形,睡眠好转。二诊后,原方稍作调整,随访至今,未再发生消化道出血。

病案 2 王某,男,33岁,患者肝硬化病史10余年,1年前曾在外院行"脾脏栓塞术"(具体不详),1月前因呕血黑便在消化科行"胃底静脉曲张组织胶注射术",术后予护胃、控制心率、抗病毒、升白细胞、降低门静脉压力、止血、护肝、抗感染、补液支持等治疗。胃镜示食管胃底重度静脉曲张出血;慢性浅表性胃炎伴糜烂。肝脏MR示肝硬化、脾肿大、门静脉高压、食管胃底静脉曲张;少许腹水;胆囊结石、胆囊炎。

刻下:倦怠,消谷善饥,嗜睡,舌红苔薄腻,脉细滑尺弱。证属肝郁化火,气血亏虚,治宜疏肝降火,益气健脾。方拟逍遥散合芪灵合剂加减。药物:阳春砂6g,扯根菜10g,炒枳壳6g,茵陈20g,赤芍20g,炒白术12g 当归9g,炙甘草6g,柴胡6g,白花蛇舌草30g,牡丹皮9g,茯苓15g,生地黄15g,川芎6g,石菖蒲9g,地肤子10g,黄芪12g,淫羊藿12g,山茱萸9g,广金钱草30g。

一诊后,患者诸症好转。二诊原方稍作调整,随访至今,患者未发生出血,已结婚,生育一个女儿。

病案 3 吕某,女,68岁,反复腹胀半月余就诊,加重7日。感腹胀,伴下肢水肿,尿量减少,腹部B超示肝硬化、腹水(肝周18mm、脾周10mm、下腹腔93mm)。

刻下:舌红绛,根厚腻,脉细弦滑。辨为鼓胀,阴虚水停,治宜养阴清热,行气消胀,健脾利水。方拟五皮饮合增液汤合青蒿鳖甲汤加减。药物:炒白术15g,茯苓皮15g,猪苓12g,泽泻10g,桂枝5g,桑白皮12g,陈皮6g,白及6g,生地黄15g,麦冬9g,炒枳实6g,炒知母12g,牡丹皮9g,青蒿10g,白花蛇舌草30g,广金钱草30g,扯根菜12g,炙鳖甲12g,水红花子20g,车前子12g,莱菔子9g,14剂,水煎服,早晚温服。

一诊后复查腹部B超示肝硬化、腹水(肝周12mm、脾周11mm、下腹腔51mm)。二诊时腹胀、下肢水肿均好转,舌红,苔薄黄腻,脉细弦数。辨为臌胀,阴虚水停,拟五苓散和增液汤合二至丸和青蒿鳖甲汤加减。药物:炒白术15g,茯苓15g,猪苓12g,泽泻10g,大腹皮15g,桂枝5g,生地黄15g,炙鳖甲12g,青蒿9g,炒枳壳9g,陈皮6g,水红花子20g,红枣15g,女贞子15g,墨旱莲20g,炒知母12g,牡丹皮9g,白花蛇舌草30g,广金钱草30g,扯根菜12g,厚朴花6g。

方子随证调整,随访至今,患者已无腹胀,下肢水肿完全消退,复查腹部B超无明显腹水。

(整理:徐 磊)

六、 从师学习，重症中的"阳明阖"理论运用

跟随施维群老师十余载，老师不仅授我以鱼（很多他自己有效的经验方），也授我以渔（反复强调注重经典），用经典指导临床，常读经典，温故而知新，有些需要熟背。理论注重《黄帝内经》，中药注重《神农本草经》，方证注重《伤寒论》《金匮要略》。

关于"阳明阖"的理论，是开阖枢的一部分。《素问·阴阳离合论》"帝曰：愿闻三阴三阳之离合也。岐伯曰：圣人南面而立，前曰广明，后曰太冲，太冲之地，名曰少阴，少阴之上，名曰太阳，太阳根起于至阴，结于命门，名曰阴中之阳。中身而上，名曰广明，广明之下，名曰太阴，太阴之前，名曰阳明，阳明根起于厉兑，名曰阴中之阳。厥阴之表，名曰少阳，少阳根起于窍阴，名曰阴中之少阳。是故三阳之离合也，太阳为开，阳明为阖，少阳为枢。三经者，不得相失也，搏而勿浮，命曰一阳。帝曰：愿闻三阴。岐伯曰：外者为阳，内者为阴，然则中为阴，其冲在下，名曰太阴，太阴根起于隐白，名曰阴中之阴。太阴之后，名曰少阴，少阴根起于涌泉，名曰阴中之少阴。少阴之前，名曰厥阴，厥阴根起于大敦，阴之绝阳，名曰阴之绝阴。是故三阴之离合也，太阴为开，厥阴为阖，少阴为枢。三经者，不得相失也，搏而勿沉，名曰一阴。"

病案 1 吴某，男，66 岁，因"发热伴咳嗽 4 天"于 2021 年 12 月 31 日 14 时 47 分入院。患者 4 天前饮酒后出现发热，体温未测，伴咳嗽咳痰，为黄色脓臭痰，感右侧胸痛，伴畏寒寒战，无胸闷、气急、咯血等不适，今来我院就诊。患者病来神清，精神软，胃纳可，睡眠差，大小便无殊，体重无明显下降。平素体质可，自述 3 年前有咯血病史。否认"高血压、糖尿病"等慢性病；否认"肝炎、结核"等传染病；否认手术史、外伤史、输血史；否认药物及食物过敏史。预防接种随社会。流行病学史无殊。

入院查体：T 36.7℃，P 87 次/分，R 17 次/分，Bp 150/75 mmHg。神志清，精神一般，步入病房，查体合作，对答切题，营养中等，全身皮肤巩膜无黄染，浅表淋巴结未及肿大。咽稍红，双扁桃体 Ⅰ 度肿大。胸廓对称，两肺听诊呼吸音粗，未闻及干湿啰音。心率 87 次/分，律尚齐，未闻及病理性杂音。腹平软，全腹无压痛，无反跳痛，肝脾肋下未及，肝区无叩痛，双肾区无叩痛，移动性浊音阴性，肠鸣音 4 次/分。双下肢无浮肿。双下肢巴宾斯基征阴性。

辅助检查：2021 年 12 月 31 日血常规检查示白细胞（WBC）9.3×10⁹/L，中性粒细胞[NE（%）]72.7%，红细胞（RBC）4.43×10¹²/L，血红蛋白（Hb）137 g/L，血小板（PLT）254×10⁹/L。超敏 C 反应蛋白（hs-CRP）111.8 mg/L。急诊心肌酶谱示谷草转氨酶（AST）34 U/L，肌酸磷酸激酶（CK）25 U/L，肌酸磷酸激酶同 Ⅰ 酶（CKMB）质量浓度（免疫比浊法）1.73 ng/mL，乳酸脱氢酶（LDH）176 U/L，肌红蛋白（免疫比浊法）18.3 ng/mL。胸部 CT

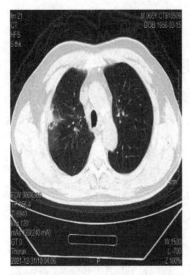

图1　2021年12月31日胸部CT显示

示右肺散在感染考虑,部分病灶内空洞形成,请结合临床及复查;慢性支气管炎、肺气肿;两肺散在少许纤维灶,附见脂肪肝(图1)。

入院诊断:①肺部感染,肺脓肿?②慢性支气管炎;③肺气肿;④脂肪肝。

治疗:患者肺部感染、肺脓肿考虑,常见致病菌为肺炎链球菌、金黄色葡萄球菌、厌氧菌等,患者青霉素皮试阳性,暂予莫西沙星0.4 g,静脉滴注,每天1次,抗感染治疗。待72小时后如患者症状改善不明显,考虑更换抗生素治疗,同时予化痰、补液等对症支持处理。

入院后查:2022年1月1日常见27项呼吸道病原体检测,肺炎抗体测定,糖尿病GAD、IAA、ICA测定,抗中性粒细胞抗体组合+抗核抗体系列未见明显异常。糖化血红蛋白(HbA1c)11.9%,总糖化血红蛋白(A1)14.3%。真菌(1,3)-β-D-葡聚糖检测示真菌(1,3)-β-D-葡聚糖<37.50 pg/mL。空腹胰岛素23.8 μIU/mL。肿瘤标志物系列(男性全套)示铁蛋白574.23 ng/mL。空腹C肽7.88 ng/mL。细胞因子检测八项示白介素-6 111.4 pg/mL,白介素-12_P70 3.4 pg/mL,干扰素γ 32.2 pg/mL。结核感染T细胞检测无抗原刺激值N 0.202,阳性抗原刺激值P 0.673,结核抗原刺激值T 0.800,结核感染T细胞检测有反应(1.26)。急诊生化示白蛋白(ALB)37.1 g/L,球蛋白(GLB)40.3 g/L,钠(Na)131.3 mmol/L,氯(Cl)96.6 mmol/L,磷酸肌酸激酶(CK)35 U/L。降钙素原(PCT)0.12 ng/mL。急诊凝血功能示D二聚体的凝血酶原时间12.9 s,国际标准化比值1.14,凝血酶时间14.3 s,纤维蛋白原6.90 g/L,D二聚体0.76 mg/L。血需氧菌+厌氧菌培养5天无细菌生长。红细胞沉降率100 mm/h。新冠病毒核酸检测阴性。两小时C肽7.39 ng/mL。两小时胰岛素34.6 μIU/mL。痰细菌+真菌培养药敏、涂片找抗酸杆菌、涂片找真菌、涂片革兰氏染色找细菌均未见明显异常。尿液流式分析镜下白细胞++/HP,蛋白质+-,酮体+-,白细胞+-,尿胆原+-,WBC 211/μL。2022年1月2日心脏彩超示主动脉瓣退行性变,轻度二尖瓣、三尖瓣、肺动脉瓣反流。腹部+泌尿系B超示脂肪肝,前列腺增大。2022年1月3日生化筛查常规总蛋白(TP)61.0 g/L,ALB 30.8 g/L,葡萄糖(GLU)8.13 mmol/L,Na 136.3 mmol/L。血常规检示WBC 8.5×10⁹/L,NE(%)74.1%。hs-CRP 98.6 mg/L。PCT 0.09 ng/mL。凝血功能示D二聚体凝血酶原时间13.4 s,国际标准化比值1.19,凝血酶时间14.4 s,纤维蛋白原6.06 g/L,D二聚体1.04 mg/L。涂片革兰氏染色找细菌、涂片找抗酸杆菌均未见明显异常。

患者体温持续不退,2022年1月6日加用美罗培南针抗感染。

2022年1月7日支气管镜示支气管镜下未见明显异常;2022年1月7日涂片找抗酸杆菌、结核分枝杆菌鉴定及利福平耐药基因检测、细菌+真菌培养及鉴定、涂片找真菌均未见明显异常;2022年1月8日复查胸部CT病灶较前明显进展(图2)。

2022年1月8日查房:高热不退,咳嗽,咳少量黄痰,平素汗不多,口不渴,使用退热药后有汗,大便不干,胃纳一般,心烦,夜寐欠安(发热影响),舌淡胖,苔白,脉滑数。予石膏120 g,人参30 g,乌梅15 g,炙甘草30 g,甘草30 g,生地黄120 g,枇杷叶15 g,桔梗9 g,芦根15 g,2剂,水煎服,日一剂,分4次服。

2022年1月9日复查:电解质+肝功能常规示TP 62.1 g/L,ALB 28.8 g/L,谷丙转氨酶(ALT)112 U/L,AST 108 U/L,钠133.8 mmol/L,总钙1.99 mmol/L。细胞因子检测八项示白介素-6 104.2 pg/ml。PCT 0.13 ng/mL。血常规检查示WBC 11.2×10⁹/L、NE(%)72.4%、淋巴细胞19.3%、NE 8.1×10⁹/L、RBC 3.87×10¹²/L、Hb 116 g/L。hs-CRP 137.3 mg/L。凝血功

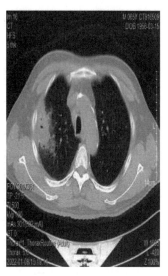

图2　2022年1月8日胸部CT显示

能示D二聚体示凝血酶原时间12.9 s,国际标准化比值1.14,部分凝血活酶时间32.5 s,纤维蛋白原5.76 g/L,D二聚体1.03 mg/L。

2022年1月10日服用中药后体温明显下降,心烦明显好转,咳嗽、咳痰好转,大便一天7~8次,为黑色塘泥样大便,便完无不适感,夜寐安,舌淡胖,苔白,脉滑。予石膏30 g,人参30 g,乌梅15 g,炙甘草30 g,甘草30 g,生地黄120 g,枇杷叶15 g,桔梗9 g,芦根15 g,2剂,水煎服,日一剂,分4次服。

2022年1月13日无发热,稍有咳嗽,余无不适,精神跟生病前一样,胃纳可。

2022年1月18日复查:电解质+肾功能+肝功能常规检查示ALB 32.1 g/L,ALT 53 U/L,铁蛋白662.66 ng/mL。血常规检查示WBC 6.2×10⁹/L,NE(%)58.7%,淋巴细胞30.6%,RBC 4.19×10¹²/L,Hb 123 g/L,PLT 394×10⁹/L。hs-CRP 13.6 mg/L。PCT 0.07 ng/mL。凝血功能示D二聚体纤维蛋白原4.32 g/L,D二聚体1.10 mg/L。

2022年1月18日无发热,无咳嗽、咳痰等不适,予办理出院。

🌸按 阳明失阖,阳明阖为降,肺、胆、胃同降,大剂量石膏针对的病机线路为阳明经热,大剂量生地黄的病机线路为阳明为多气多血,来达到阳明降即阳明阖,阳明阖、坎水足,因为已经出现肺热叶焦了;手太阴肺经兼土金合德,手足太阴一气贯通,"太阴之上,湿气治之""太阴从本",足太阴脾经;土气不足,不能伏火为病机之一,故用人参、炙甘草益土伏火,生甘草益土清解土中热毒,同时人参、生甘草、炙甘草与乌梅酸甘化阴以后天益先天;相火的离位是阳明经热的源头之一,故用乌梅敛离位之相火;芦根取千金苇茎汤中苇茎之义,善清肺热,专于利窍,善治肺痈;桔梗宣肺排脓,降中有升,调畅气机;载药上行,直达病所。《金匮要略》认为,咳而胸痛,振寒,脉数,咽干不渴,时出浊唾腥臭,久久吐脓如米粥者,为肺痈,桔梗汤主之;枇杷叶,清肺热燥火,阳明之上,燥气治之。

病案2 戴某,男,64岁,175 cm,体重60 kg,2022年9月1日初诊,患者2022年7月30日因胸痛到南通大学附属医院检查诊断为食管血肿,查胸部CT示食管上段管血肿形成较前稍进展、后纵隔渗出、食管管壁水肿、周围多发轻度肿大淋巴结,请结合临床随访复查。右侧少量气胸,两侧胸腔积液伴两肺膨胀不全(部分包裹性积气、积液),右侧叶间积液,纵隔少许气肿,请结合临床随访复查。因氧合差收住ICU,病情稳定后食管造影示两下肺渗出性病灶。食道主动脉弓平面后缘穿孔,瘘口直径5 mm,纵隔积气。补充诊断为食管穿孔伴胸膜瘘。病情稳定转胸外科病房,主管医生说瘘口需6个月才能长好,因医保控费,建议转其他医院继续治疗。出院(2022年8月29日)时复查CT示食管上段穿孔;两肺实性结节,随诊;双侧胸腔及右侧叶间裂积液伴两肺下叶部分不张。出院后9月1日至我处就诊,患者既往糖尿病,现感极度乏力,嗜睡,每天鼻饲1 000 mL肠外营养液+300 mL米汤,怕热,头部汗出,大便1~2天一次,小便调,夜寐安。舌红,舌络瘀阻,苔黄白腻,前有剥脱,脉未诊。予淡竹叶18 g,石膏24 g,法半夏12 g,生麦冬24 g,炙甘草12 g,生晒参12 g,生黄芪120 g,丹参30 g,7剂,水煎服,每日1剂,分2次鼻饲用。

2022年9月9日二诊:乏力明显好转,无嗜睡,原来需要每天打胰岛素控制血糖,餐后血糖16~17 mmol/L,服用中药后血糖正常,自行停胰岛素2天,餐后血糖10 mmol/L左右,空腹血糖6.0 mmol/L左右,鼻饲后会出汗,二便调,夜寐安,舌淡红,左侧白苔,右侧舌苔剥脱,脉未诊。予淡竹叶18 g,石膏24 g,法半夏12 g,生麦冬24 g,炙甘草12 g,生晒参12 g,生黄芪120 g,丹参30 g,7剂,水煎服,每日1剂,分2次鼻饲用。

2022年9月16日三诊:2022年9月12日复查食道造影示食管中段后壁(主动脉弓水平)见不规则小钡斑,余未见异常。复查CT示食管旁可见小气泡影,双侧少量积液。鼻饲后会出汗,二便调,夜寐安,舌淡红,舌苔白腻,可见裂纹。予淡竹叶18 g,石膏24 g,法半夏12 g,生麦冬24 g,炙甘草12 g,生晒参12 g,生黄芪120 g,丹参30 g,7剂,水煎服,每日1剂,分2次鼻饲用。

2022年9月24日四诊:无乏力,精神可,活动生活如常人,服药期间出现咽痛,鼻饲后会出汗,二便调,夜寐安,舌淡红,舌苔白腻,可见裂纹。予淡竹叶18 g,石膏24 g,法半夏12 g,生麦冬24 g,炙甘草12 g,生晒参12 g,生黄芪120 g,丹参30 g,桔梗9 g,生甘草9 g,白及9 g,炒蒲黄[包煎]9 g,五灵脂[包煎]9 g,7剂,水煎服,每日1剂,分2次鼻饲用。

2022年10月12日五诊:口干明显好转,无咽痛,体重较出院时下降2 kg,血糖未用药物干预一直正常。2022年10月11日复查CT示原食管穿孔伴食管纵隔瘘,食管管壁水肿,周围多发轻度肿大淋巴结,较前基本吸收。右侧少量气胸较前基本吸收,两侧脑腔积液伴两肺膨胀不全,包裹性积气、右侧叶间积液较前基本吸收。食管造影示食道主动脉弓平面穿孔修复,两侧少许胸腔积液。予拔除鼻饲管。无明显不适,胃纳可,二便调,夜寐安。舌淡红,舌络瘀阻较前明显好转,苔白,脉未诊。予淡竹叶18 g,石膏24 g,法半夏12 g,生麦冬24 g,炙甘草12 g,生晒参12 g,生黄芪120 g,丹参30 g,桔梗9 g,生甘草9 g,白及9 g,炒蒲黄[包煎]9 g,五灵脂[包煎]9 g,7剂,水煎服,每日1剂,分2次服用。

按 患者为食管穿孔伴食管纵隔瘘,形成脓胸,预计 6 个月鼻饲,经中药积极治疗 40 天复查,食管穿孔纵隔瘘完全愈合,胸腔积液吸收,气胸愈合,鼻饲管拔除,对于患者的生活质量大大提高。其立足点在于认为其病机为火邪游行时出现诸症,究其根源是阳明失阖,用竹叶、石膏清其阳明热恢复阳明阖,根据阳明多气多血的特点,用生晒参、炙甘草、麦冬补充阳明的液来恢复阳明的阖,制半夏降气机,顺合阳明主降来阖阳明,解决火的源头,没有火的持续损伤,加上大剂量黄芪益气生肌,故食管纵隔瘘能快速愈合。瘘口治好的同时血糖在不注射胰岛素和口服降糖药的情况下完全正常,使我们意外收获了到阳明阖回来的神奇疗效。

阳明不仅是胃阳明,还有肺阳明、大肠阳明。阳明对应一日之正午,此时阳之力最大,为盛极之阳,《伤寒论》对应的是"蒸蒸发热者",阳明对应主气规律中五之气阳明燥金之气。若立足一天对应下午,立足一年对应秋季,阳明对应一日十二时辰之申时,也就是《伤寒论》说的日晡潮热,阳明对应足阳明胃经戊土之气,阳明对应大肠经庚金之气,阳明对应肺,根据十天干于五行的配伍,西方辛金对应肺,属阳明;阳明对应肺、胃、大肠之西方右降功能阳明为二阳合明,指阳气运行至盛极之状态,其实就是阴阳二气一起运行的一种阳的显像。"胃、大肠、小肠是主所生病为血、津、液"(《灵枢·经脉第十》);"大肠属上,小肠属下,足阳明胃脉也,大肠小肠皆属于胃,是足阳明也"(《灵枢·本枢第二》)。阳明戊土属阳,喜润,滋润的为液津血。阳明为多气多血,"此亡津液,胃中干燥,因转属阳明"(《伤寒论》189 条)。

读经典、跟名师、重临床,这就是我传承、创新的摸索和实践。

（整理：陆增生）

七、 施老师辨治慢性肝病所致焦虑抑郁经验

　　施维群教授从事肝病的研究、治疗五十载,经验丰富,对肝病具有独到的见解。施教授认为,很多疾病既是身体之病,又是心理之病,人可"因郁致病",亦可"因病致郁",疾病和情绪相互影响,形成恶性循环,严重影响患者的生活质量和疾病的治疗效果。而慢性肝病具有病程长、不易根治、容易复发等特点,尤其是慢性乙型病毒性肝炎往往需长期口服抗病毒药物,且易进展为肝纤维化、肝硬化,甚至肝癌,使患者容易产生情绪改变、心理障碍,同时激烈的社会竞争及工作压力都加重了患者的心理负担,致使患者容易产生焦虑、抑郁症状。

　　中医学无"焦虑症""抑郁症"病名记载,但根据慢性肝病所致焦虑、抑郁症状,如情绪低落,烦躁不安,精神压抑,睡眠障碍,食欲不振,全身不适,或不定时、不定位性疼痛(常见肝区或两胁串痛)等,可归属"郁证"范畴,多因情志不舒,气机郁滞所致。《素问·举痛论》言:"百病生于气也,怒则气上……忧则气聚"。《灵枢·本神》云:"肝藏血,血舍魂,肝气虚则恐,实则怒",若肝血不足,肝体失养可使肝的疏泄功能障碍,导致肝气郁结或肝火旺盛。朱丹溪《丹溪心法·六郁》曰:"一有怫郁,诸病生焉,故人身诸病,多生于郁",创建了肝郁学说。《王梦英医案》述:"肝主一身之气,七情之病必由肝起"。他提出肝主疏泄,具有调节全身气机、调畅情志、调和气血的作用,肝失疏泄即可引起气机及气血运行的不畅,终致多种情志异常疾病的产生。《医贯》述:"木郁,则火亦郁于木中矣……火郁,则土自郁。土郁,则金亦郁。金郁,则水亦郁。五行相因,自然之理也"。由此可见,肝郁是郁证发病的重要环节,慢性肝病所致的焦虑、抑郁主要责之于肝,其与中医学肝主疏泄、调畅情志的生理功能异常相关。疏泄功能减弱则肝气郁结,心情易于抑郁;疏泄太过则情绪激动,心情易于焦虑。

　　施老师结合自身多年的临证经验,总结认为慢性肝病所致焦虑抑郁症的病位在肝,与心、脾、肾密切相关。肝主疏泄,疏泄失常,则气机郁滞;肝气郁结,横逆犯脾,致脾胃功能失调;肝藏血、舍魂,肝郁气血运行不畅,母病及子,则心神失养;肝郁化火,火郁伤阴,肝阴不足,精血同源,则肾精亏虚。其病性起初多实,日久转虚或虚实夹杂,治疗上应以疏肝解郁为基本大法,辨证以健脾、化痰、清热、除湿、行血、养血、安神等,同时配合以心理疏导,增强患者治病信心,以达到事半功倍的效果。施老师根据多年临床经验,认为慢性肝病所致抑郁、焦虑症状在临床中主要以肝郁脾虚证、肝郁气滞证、心神失养证、心脾两虚证为主,现将施老师多年的治疗经验及常用方剂、用药特点简述如下。

1. 肝郁脾虚证

　　肝郁脾虚证主要是由于肝失疏泄,脾失健运所致,临床表现以胸胁胀痛、情志抑郁、腹

胀、便溏、纳差,舌苔白,脉弦或弦细等为主。对于此证施老师常用逍遥散加减治疗。逍遥散具有疏肝解郁、养血健脾的功效,主要由柴胡、当归、茯苓、白芍、白术、甘草等组成。肝藏血,喜条达而主疏泄,体阴用阳。当归、白芍与柴胡同用,补肝体而助肝用,血和则肝和,血充则肝柔。诸药合用,使肝郁得疏,血虚得养,脾虚得复,气血兼顾,体用并调,肝脾同治。施老师对此方情有独钟,在临床上常常根据患者的病症特点,灵活运用此方,对此方在临床中的应用经验丰富。对于肝郁脾虚日久化热或失治误治导致久郁化热的患者,施老师常常在逍遥散的基础上加用牡丹皮、栀子以清郁热;对于病肝郁脾虚湿热内蕴的患者,常加黄连、黄芩、地骨皮等以清热利湿,临床疗效显著。

2. 肝郁气滞证

肝郁气滞证是由于肝的疏泄功能异常,疏泄不及而致气机郁滞,主要有情志抑郁或易怒、善太息、胸胁或少腹胀满窜痛,女性可见乳房胀痛,月经不调,痛经,舌苔薄白,脉弦等临床表现。施老师在临床中常用柴胡疏肝散加减治疗。对于胸胁疼痛,月经不调或痛经,舌暗或有瘀斑、瘀点的患者,常加当归、郁金、延胡索、赤芍、桃仁、红花等加强行气活血,通络止痛之力;对于肝郁化火,口渴舌燥,脉弦数的患者,常加栀子、黄芩、川楝子等以清肝泻火。此外,施老师在临证中常用柴胡疏肝散加减治疗各种焦虑症、抑郁症、不寐、更年期综合征、月经不调等属肝气郁滞的患者,每获良效。

3. 心神失养证

心神失养证多由营阴暗耗,心神失养所致,临床表现以心神不宁,精神恍惚或悲伤欲哭,喜怒无常,或时时欠伸,或手舞足蹈,骂詈喊叫,舌淡,苔薄白,脉弦细等为主。临床上,施老师常用甘麦大枣汤合三花汤(合欢花、三七花、梅花)加减治疗。心气不足,心烦失眠者,常加石菖蒲、远志、酸枣仁、灯心草、首乌藤以宁心安神;烦躁惊狂者,常加柴胡龙骨牡蛎汤以和解清热、镇静安神。三花汤是施老师根据多年临证经验总结的经验方,具有解郁安神之效,对于心烦失眠、焦虑抑郁的患者常常应用此方,疗效显著。

4. 心脾两虚证

心脾两虚证主要是由于久病失调,思虑过度,暗伤心脾所致,临床表现为心悸怔忡,失眠多梦,食欲不振,倦怠乏力,腹胀便溏,舌质淡嫩,脉细弱等。施老师认为,郁证日久以虚证为主,治疗上应以补益心脾为重,兼顾疏肝,临床常用归脾汤加减治疗。而情志不遂,多责之于肝,肝气不疏,气机郁滞,当以疏肝解郁,故常加用香附、郁金、柴胡、枳壳以疏肝理气。

5. 经典医案

病案1 黄某,女,58 岁,慢性乙型肝炎多年,自诉近来睡眠极差,睡前多有胡思乱想,入眠困难,神疲,乏力明显,自觉颈部、背部僵硬,尤以颈部为主,纳差,精神紧张,容易焦虑,担忧各种事情,喜唠叨,胸中烦闷,口苦,无全身烘热汗出,无发热畏寒,二便正常,舌红苔黄腻,脉弦滑。此前已于他医(西医)就诊,各项指标正常,均诊断为神经症、睡眠障碍。患者出现此种状态已持续3月余,多处就诊未见明显改善。

西医诊断:慢性乙型病毒性肝炎,焦虑状态。

中医诊断:肝著、郁证(肝郁脾虚,痰湿内蕴化热)。

治法:清热化痰,理气安眠。

处方:柴胡加龙骨牡蛎汤合黄连温胆汤加减(柴胡9g,生龙齿^{先煎}15g,生牡蛎^{先煎}15g,黄连6g,炒枳壳6g,胆南星6g,制半夏9g,化橘红6g,茯苓15g,甘草6g,石菖蒲12g,合欢皮10g,当归9g,淮小麦30g,大枣15g,厚朴6g,紫苏梗9g,桂枝5g)。7剂,每日1剂,早晚温服。西药予氟哌噻吨美利曲辛片口服。

二诊诉上述症状较前明显好转,大便较稀,于前方基础上加炒葛根9g。三诊诉症状出现反复,胸中烦闷明显,经仔细询问,患者自行停用氟哌噻吨美利曲辛片。嘱患者继续服用氟哌噻吨美利曲辛片,于二诊基础上加用淡豆豉9g,焦山栀9g。后患者症状逐渐改善,继续以柴胡加龙骨牡蛎汤合逍遥散加减调理。现患者无明显烦闷、焦虑,夜间睡眠可,精神状态明显好转。

按 患者因情志不遂,致肝气不舒,气机不畅则精神抑郁,失眠焦虑;肝失疏泄则木郁土壅,横逆犯脾,故纳差;脾虚生痰,痰湿内蕴化火,则胸中烦闷,口苦。舌红苔黄腻,脉弦滑,正为痰热内蕴之象。治当清热化痰,理气安眠。方中柴胡、桂枝、炒枳壳、紫苏梗疏肝理气,生龙齿、生牡蛎镇心安神,黄连、胆南星、制半夏、化橘红、厚朴、石菖蒲清热化痰,茯苓、甘草、淮小麦、大枣益气健脾。肝气得疏,脾气得健,湿热得除,则诸症自去。

病案2 杨某,女,63岁,近来易烦躁,忧思多虑,入睡困难,睡眠欠安,伴胃脘嘈杂,肝区不适,头晕,舌尖红,苔黄腻,脉细弦。

西医诊断:焦虑状态,睡眠障碍。

中医诊断:郁证、不寐,胆胃不和,痰热内扰证。

治法:理气化痰,清胆和胃。

处方:胆南星6g,茯神15g,竹沥半夏6g,甘草6g,枳壳6g,姜竹茹10g,化橘红5g,灯心草3g,合欢花10g,梅花5g,三七花6g,淮小麦15g,大枣15g,佛手花6g,砂仁6g,蒲公英15g,厚朴花6g,黄连5g。7剂,每日1剂,水煎分2次温服。

二诊睡眠较前稍改善,余症状同前,予在前方的基础上去厚朴花、合欢花,加上牡丹皮9g,合欢皮15g。14剂,用法同前。三诊睡眠、头晕、肝区不适均好转,晨起胃脘嘈杂感明显。舌尖红,苔黄腻,脉细弦。上方茯神改茯苓皮15g,去灯心草予黄连6g,加上赤芍10g,木蝴蝶6g,首乌藤15g。继服14剂。

按 患者上述症状主要为情志不遂,胆失疏泄,气郁生痰,痰浊内扰,日久化热,胆胃不和所致。胆为清净之府,性喜宁谧而恶烦扰,痰热内蕴,扰胆之宁谧,则入睡困难,睡眠不安;胆胃不和,胃失和降,则胃脘嘈杂不适;痰蒙清窍则头晕;肝胆相照,胆失疏泄,则可见肝区不适;舌尖红,苔黄腻,脉细弦均为痰热内扰之征。故当予胆南星、姜竹茹、茯神、竹沥半夏、化橘红、枳壳、厚朴花、砂仁理气化痰,清胆和胃;辅以甘草、淮小麦、大枣、合欢花、三七花、梅花、佛手花解郁、宁心安神。患者舌尖红,为心火旺所致,故加灯心草、黄连以清心火。如此治疗则痰热得除,胆胃得和,心神得养,诸症自除。

（整理：罗水荣）

八、 施老师从肺、肾、三焦论肺胀的实践

慢性阻塞性肺病是病程长、长期依赖药物控制、严重危害生命健康的多发病,严重降低老年患者生存质量、生命周期,影响生命终点,带给家庭及世界经济负担的常见慢性疾病。根据慢性阻塞性肺病的主要特征:慢性咳嗽、咳痰、喘息、气促、胸部膨满等表现,中医将其归于"肺胀"。西医一般采用抗感染药物、支气管舒张剂、支气管激动剂等改善症状,但长期应用会出现耐药、混合感染、青光眼、便秘等不良反应。以下是施老师在给我们授课时的分析体会,供大家学习提高。

1. 对慢性阻塞性肺病的认识

肾与肺为母子关系,金水相生,肺金与脾土亦为母子关系,在病理、生理上互相影响。肺为娇脏,开窍于鼻,外合皮毛,外邪从口鼻、皮毛而入,肺先受之。肺主宣发肃降,肺受邪则宣发肃降失调,上逆形成咳嗽,气机升降失调出现咳喘,久病则导致肺虚。肺为水之上源,脾主气血运化及津液输布,肾为水之下源,主气化,推动脏腑之气的升降出入运动及气血津液代谢,脾虚运化失职,水谷精微化源不足,无以上益于肺,导致肺气不足。若肺气虚损,不能为脾布散水谷精微,脾气亦衰,此为子盗母气,最终导致脾肺两虚证。肺脾肾虚则痰浊潴留,痰浊久蕴生热生瘀,水液不运则生水饮;肺主气,司呼吸,肾主纳气,《类证治裁·喘证》曰:"肺为气之主,肾为气之根"。肾气充沛,摄纳有权,则呼吸均匀和调,气息深深。若肺虚及肾,肾气衰弱,摄纳无力,肺吸入之清气不能下纳于肾,则会出现呼吸表浅,或呼多吸少,动则气喘等。施老师认为肺胀为本虚标实,以痰浊、水饮、血瘀、气滞等为标实,以肺脾肾气虚为本,晚期出现气虚伤阳或阴阳两虚之证。治疗上注重肺肾同治,以补虚泻实贯穿始终。

2. 金水相生、肺肾同治

肺胀的病因病机的论述首见于《黄帝内经》,《灵枢·胀论》曰:"肺胀者,虚满而喘咳"。《素问·至真要大论》曰:"诸气膹郁,皆属于肺"。肺为娇脏,易受邪犯,肺虚久病,累及于肾。肺胀早期以咳痰喘为主症,久之出现气短、癃闭、遗尿、肢体面部浮肿等肾虚之象,从病理上体现了"肺肾同源"之理论。现代研究表明慢性阻塞性肺炎患者感染病菌种类与免疫功能相关,且肾可通过调节酸碱平衡、雄激素等调节肺的功能。赵献可在《医贯》中云:"盖肺气夜卧则归脏于肾水之中,肾中火炎则金为火刑而不能归,无火则水冷金寒亦不能归或壮水之主,或益火之源,金自水中生矣。"肺肾共主呼吸、水液,肺阴充足,下输于肾,使肾阴充盈;肾阴为诸阴之本,肾阴充盛,上滋于肺,使肺阴充足。肾阳为阳之根,能资助肺阳,共同温暖肺阴及

肺津,推动津液输布,则痰饮不生,咳喘不作,两者阴阳互资。虽然慢性阻塞性肺病的治疗中,肺、肾为关键,但亦不可忽视脾,李东垣《脾胃论》曰:"人体正气源于水谷精气""脾旺则正气充盛,脾弱则正气不足",脾亦为慢性阻塞性肺病形成中的关键。慢性阻塞性肺病患者多为老年人,肺肾气虚,阴虚较多见。肺气亏虚,气虚不固,病久耗气伤阴,又感受外邪,导致肺气被遏,肺失宣肃,病久传脾及肾,最终导致肺肾气虚或阴阳两虚,必须肺肾同治。采用金水相生之法,使肺肾阴阳互资,选用的临床药物有党参、黄芪、熟地黄、茯苓、菟丝子、五味子、山萸肉、山药、泽泻、牡丹皮、紫苏子等。"脾为生痰之源",脾气亏虚,气血乏源。肺病及脾,子盗母气,终致肺脾两虚。脾气虚而失健运,不得濡养肺脏,肺气上逆发咳喘。调理中焦气机,脾升降辅肺之宣降,临证时多采用党参、白术、茯苓、麦冬、山药、半夏、陈皮、木香、砂仁等以健脾助运。

3. 从少阳三焦治痰

慢性阻塞性肺病属于本虚标实的疾病,补肺脾肾虚损之余,不忘祛痰化瘀。若痰白稀薄,畏寒怕冷,以茯苓、桂枝、干姜、细辛等温阳化饮;痰白黏稠量多,苔厚腻,根据痰湿及有无热象酌情选用姜半夏、竹沥半夏、苍术、白术、化橘红等,痰黄稠,口苦口干,苔黄腻等痰郁化热,常用金荞麦、鱼腥草、黄芩、浙贝母等清热化痰;痰稠胶结难咯,海蛤壳、海藻、海浮石等清化老痰。然《杂病源流犀烛》论痰致病曰:"而其为物,则流通不测,故其为害,上至巅顶,下至涌泉,随气升降,周身内外皆到,五脏六腑俱有。"部分老年患者顽痰难去,则内热、血瘀、气滞等生生不绝,施老师认为应从少阳三焦论治。《难经本旨》言:"所谓三焦者,于隔膜脂膏之内,五脏六腑之隙,水谷流行之关,其气融洽于其间,熏蒸隔膜,发达皮肤、分肉,运行四旁。"《圣济总录》中也有相关的记载:"三焦气涩,脉道闭塞,则水饮停滞,不得宣行,聚成痰饮,为病多端。"全身的水液代谢、气机运行以三焦为通道,三焦水道不利,则肺、脾、肾等输布水液的功能、气血运行受阻,水液代谢不利而生痰,气血不运生气虚、血瘀。因此,临床治痰不可拘泥于肺、脾、肾等脏腑,三焦作为五脏通道,外通皮毛,内连肝胆,上系心肺,中近胃肠,下出肾系,表里上下,无所不包,湿热或痰热随气机升降出入无所不达,无所不有,临床上顽痰胶着,久病不治,施老师以少阳三焦立论,惯用蒿芩清胆汤及其加减化裁方黄连温胆汤、温胆汤等,往往药到病除。蒿芩清胆汤出自《重订通俗伤寒论》,由清代浙江名医俞根初,方中青蒿、黄芩加温胆汤和碧玉散组成,主治少阳三焦湿热或痰热证。青蒿既能清透少阳邪热,又能芳香化湿避秽;黄芩清少阳湿热;竹茹、半夏加强清热化痰;茯苓清热利湿,导湿热下行,三药配伍使痰热从内化、从下出,陈皮、枳壳消痞化痰,宽畅气机,行气利水,使痰湿生化无源,痰去、热清、气畅,少阳枢机得利,诸症自除。

4. 施老师验案举隅

病案 茹某,81岁,支气管哮喘50余年,确诊为慢性阻塞性肺病数年,曾在浙江省新华医院呼吸科住院4次,长期吸入沙美特罗替卡松、噻托溴铵,服用复方甲氧那明胶囊、胺柠散肠溶胶囊化痰止咳。低热气急、咳嗽咳痰反复数年，近日反复低热，体温最高37.8℃，目前气急，咳嗽，痰色白略黏，乏力，头晕，口苦，腰背抽掣，纳可，便调，舌暗红，苔薄白腻，脉细缓。诊断：慢性阻塞性肺病，中医诊断：肺胀，肺肾两虚，选用七味都气丸合二陈汤合二至丸加减。处方：生地黄15 g，温山药15 g，蒸萸肉9 g，生泽泻10 g，牡丹皮9 g，茯苓15 g，蒸五味子6 g，化橘红10 g，竹沥半夏9 g，酒女贞子15 g，墨旱莲15 g，生甘草6 g，炒紫苏子9 g，炒白芍10 g，淡竹叶9 g，萆草15 g，通草3 g，太子参15 g，地骨皮12 g，生白薇12 g，7剂。

二诊诉低热气急好转，但仍偶有反复，口苦，舌暗红，苔薄黄腻，脉细弦滑，肺肾两虚兼少阳三焦痰热，方用归芍地黄汤合竹叶石膏汤合蒿芩清胆汤加减。处方：生地黄15 g，温山药15 g，蒸萸肉9 g，生泽泻10 g，牡丹皮9 g，茯苓15 g，炒白芍10 g，炒白术10 g，太子参15 g，功劳叶15 g，金荞麦15 g，冬瓜子20 g，生甘草6 g，姜竹茹10 g，生当归10 g，淡竹叶9 g，石膏15 g，姜半夏9 g，青蒿10 g，炒黄芩6 g，服用7剂后复诊诉低热未发，气急、咳嗽咳痰、乏力、口苦明显缓解，之后随诊1月，上方方路不变，随证加减，后期内生痰热已消，患者症状稳定，未再发气急低热，病情稳定，舌暗红，苔薄，脉细尺弱，为肺肾阴虚之证，以六味地黄汤为基本方，随证加三子养亲汤、二至丸、增液汤等，金水相生，调护本虚。

按 患者高龄，病程较长，乃肺气亏虚，气虚不固，病久耗气伤阴，肺肾气阴两虚，阴虚、痰郁而生内热，施老师用生地黄为补肾阴清内热，补血养阴；蒸萸肉性温而不燥，补而不峻，平补阴阳；温山药益气养阴；茯苓渗湿健脾，使生痰无源；牡丹皮善清透阴分伏热；生泽泻可泄肾经之虚火；蒸五味子味酸收敛，甘温而润，上敛肺气，下治肾阴，为治疗久咳虚喘之要药；炒紫苏子长于降肺气，化痰涎，气降痰消则喘咳自平；太子参补气健脾，生津润肺；生白薇、地骨皮、萆草善清内热；炒白芍，酸寒收敛，主收阴气，敛逆气；淡竹叶禀阴气而生，味甘，性寒，逐上气咳逆喘促，胸中痰热作嗽，退虚热；萆草苦寒泄降；通草色白而气寒，味淡而体轻，故入太阴肺经，引热下降而利小便，入阳明胃经，通气上达；甘草益气祛痰润肺，调和诸药。二诊后兼有少阳三焦痰热，基础上加蒿芩清胆汤清热除痰，使痰热之邪上下分消。炒黄芩、姜竹茹清泄里热；青蒿清透少阳之邪，使热有外出之路；姜半夏燥湿化痰、和胃止呕；炒白术健脾燥湿，使湿从内而化，也可调中运脾；茯苓、生泽泻淡渗利湿，导湿热从外而解；功劳叶、冬瓜子、金荞麦清热化痰；石膏、淡竹叶清泻上焦肺热；太子参补气健脾，生津润肺；炒白芍酸寒收敛逆气；牡丹皮清阴分伏热；味甘厚腻之生地黄、温山药、蒸萸肉大补肾中亏乏之水，使肾水固藏不宜妄泄，为治久病顽痰之本也。

（整理：祝　婷）

九、 施老师诊治胃痞病如是说

慢性胃炎是指由多种病因引起的慢性胃黏膜炎症病变,其病因与幽门螺杆菌感染、胆汁反流、药物与酒精、自身免疫、年龄因素等相关。慢性胃炎的分类尚未统一,一般基于病因、内镜所见、胃黏膜病理变化和胃炎分布范围等相关指标进行分类。基于病因可将慢性胃炎分成幽门螺杆菌胃炎和非幽门螺杆菌胃炎两大类。幽门螺杆菌感染是慢性胃炎的主要病因。基于内镜和病理诊断可将慢性胃炎分为萎缩性和非萎缩性两大类。胃黏膜萎缩可分成单纯性萎缩和化生性萎缩,胃黏膜腺体有肠化生者属于化生性萎缩。基于胃炎分布可将慢性胃炎分为胃窦为主胃炎、胃体为主胃炎和全胃炎三大类。

慢性胃炎无特异性临床表现,有无消化不良症状及其严重程度与慢性胃炎的分类、内镜下表现、胃黏膜组织病理学分级均无明显相关性。患者常因上腹不适、饱胀、钝痛、烧灼感等就医,根据临床症状可将其归属于中医"胃痞""胃痛""痞满""嘈杂"等范畴。中医古籍对慢性胃炎症状的认识,如胃脘部疼痛、胀满等均有相关记载。如《灵枢·邪气脏腑病形》描述胃痛为"腹胀,胃脘当心而痛。"张仲景则提出"满而不痛者,此为痞"。施老师认为,慢性胃炎的病因包括脾胃素虚、外感寒邪、内伤七情、饮食不节等,辨证时应首先判断病情的轻重缓急,其次辨明病症的寒热、虚实及所涉及的相关脏腑。慢性发病者多因久病体虚,或七情所伤;急性起病或加重者,常由外感寒邪,或饮食不节等。

纵览古籍,施老师总结经方治疗慢性胃炎的大概方剂:《伤寒论》中透邪解郁、疏肝理脾的四逆散;酸甘化阴、缓急止痛的芍药甘草汤;温中祛寒、补气健脾的理中汤;平调寒热、散结消痞的泻心汤。《金匮要略》中养血调肝、健脾利湿的当归芍药散;温中补虚的小建中汤、大建中汤、黄芪建中汤。《简要济众方》中燥湿运脾、行气和胃的平胃散。《症因脉治》中健脾消积的枳术汤。《温病条辨》中养阴润燥的沙参麦冬汤、益胃生津的益胃汤。《霍乱论》中清热利湿的王氏连朴饮。《丹溪心法》中消食和胃的保和丸。《良方集腋》中疏肝理气、温胃祛寒的良附丸等。

1. 肝脾同治,以肝为本

作为著名的肝胆病专家,施老师在脾胃病的辨治上善于从肝出发,肝脾同治,临床效果颇佳。他认为,脾与肝在生理病理上联系密切。生理上,①脾土滋养肝木:脾主运化,胃主受纳、腐熟水谷,而肝主藏血,肝所藏之血来源于脾胃化生的水谷精微;②肝木疏脾土:胃主通降,脾气宜升,脾胃为人体气机升降之枢纽,而肝主疏泄,调畅气机,肝气协调脾气上升、胃气下降,土得木则达。《血证论·脏腑病机论》言:"木之性主于疏泄,食气入胃,全赖于肝木之气以疏泄之,而水谷乃化。"病理上,肝的疏泄异常会影响脾胃的功能,肝疏泄不及则肝气郁滞,木郁则土壅,出现渗泄中满之证;反之,若肝疏泄太过,则肝气横逆犯脾,出现胁肋胀痛、便溏等肝脾不和之证。

施老师指出,现代人生活多不规律,加之生活工作压力较大,慢性胃炎以中医"肝胃不和证"为多。临床症状可见胃脘不适、胁肋胀满疼痛,伴情志抑郁、烦躁易怒、嗳气呃逆、便溏、脉弦细等。临床上肝胆实火犯胃多用辛散和苦辛药物,常用方剂如丹栀逍遥散、金铃子散合四逆散、龙胆泻肝汤等。施老师根据其多年临床经验,特别指出另有一种阴虚性的肝胃不和也应受到重视。

阴虚性肝胃不和的病因较广,常见病因施老师总结以下几种。①七情所伤:肝气以条达疏泄为顺,情志不遂使肝气抑郁不疏,怒则气上,激发肝阳,灼伤肝阴。②饮食所伤:偏嗜辛辣食物,或过量饮酒,或过服温燥之品,皆能化火而伤阴。③劳役所伤:久视而伤肝血,房劳过度则伤肝肾之阴,皆能耗伤肝阴而致病。④外感六淫:六淫之邪皆能化火,特别是燥邪、火邪,最易内入营血而耗伤其阴。⑤误治或病后:汗、吐、下三法运用不当,或久病初愈,往往出现胃阴不足。

临床上辨证为阴虚性肝胃不和的患者,施老师推崇用刘渡舟的"柔肝滋胃汤"和"益胃和肝汤"进行辨证论治,以《温病条辨》中益胃汤(沙参、麦冬、生地黄、玉竹、冰糖)为基础方,胃脘疼痛明显者加延胡索、白芍柔肝止痛;泛酸明显者加浙贝母、海螵蛸制酸止痛;嗳气、呃逆者加半夏、竹茹等和胃降逆;胃纳不佳加生麦芽、鸡内金等健脾消食;大便溏泄者加砂仁、草豆蔻、生山药等健脾以固肠胃;心烦不寐者加柏子仁、首乌藤、合欢皮等养心安神。

2. 师古不泥,巧用经方

从医四十余年,施老师对许多经典方剂的应用有其独到的经验。芍药甘草汤出自《伤寒论》,方小而效佳,功能调和脾胃,缓急止痛。药理研究发现其具有一定的抗炎、镇痛、调节胃肠道运动功能。施老师对于疼痛明显者,常加郁金、川芎、延胡索等活血止痛;肝郁较甚者,合用逍遥散或柴胡疏肝散等。且芍药、甘草等量时,解痉作用最强,但持续时间较短,适用于胆囊炎及胆结石等。芍药、甘草用量2:3时,作用较强且持续时间长,适用于胃溃疡及胃炎等。

升降散(大黄、蝉蜕、僵蚕、片姜黄)首见于《万病回春》,被杨栗山推为治疫之首方,功能升清降浊,散风清热。动物实验表明,加味升降散可以对抗胃酸分泌、保护并修复胃黏膜。施老师常用于治疗痤疮、脂肪肝、高脂血症、慢性胃炎、便秘、不寐等。对于热毒炽盛者,常加石膏、栀子等;斑疹隐隐者,加牡丹皮、紫草、玄参等;胃中不和者,加半夏、厚朴等;咽喉肿痛者,加山豆根、桔梗等。

泻心汤出自《伤寒论》,包括半夏泻心汤、生姜泻心汤、甘草泻心汤、附子泻心汤、大黄黄连泻心汤等。施老师指出:心下即是胃,心下痞即是胃痞,所以泻心汤名为泻心,实则泻胃。半夏泻心汤主症以呕逆、胃脘灼热、心下痞满为主;生姜泻心汤以心下痞及肠鸣下利、干噫食臭为主症;甘草泻心汤以下利、腹中雷鸣、完谷不化为主症;大黄黄连泻心汤以心烦口渴、心下痞、小便短赤、大便干为主症;附子泻心汤以汗出恶寒、心下痞、足胫冷为主症。施老师在应用泻心汤时特别指出:首先要注意舌脉,慢性胃炎症状多不典型,要结合舌脉辨证施治;其次注意药物比例,如大黄黄连泻心汤中大黄与黄芩、黄连用量之比为 2∶1∶1;最后注意煎服法,以两餐之间服药最佳。

3. 中西结合,心理干预

在慢性胃炎的治疗中,施老师除了西医常规治疗方法外,还特别重视心理干预治疗。一项对 60 名慢性胃炎患者的流行病学调查发现,58.33% 的患者伴有不同程度的焦虑、抑郁状态。现代医学认为,胃肠系统是人的第二大脑,肠道与大脑之间通过神经、内分泌、炎症等机制双向调节,肠道菌群与抑郁的发生密切相关。施老师指出:现代人生活工作压力较大,焦虑、抑郁状态较为普遍,而肝在志为怒,怒伤肝,则肝失于疏泄,横逆犯胃,就会出现胁肋胀痛、嗳气反酸等慢性胃炎的症状。如《景岳全书》所言:"脾胃之伤于情志者,较之饮食寒暑为更多也。"施老师治疗慢性胃炎伴焦虑、抑郁患者的常用方剂有柴胡舒肝散、(丹栀)逍遥散、柴胡加龙骨牡蛎汤、芍药甘草汤等;若焦虑、抑郁状态较为严重,还常建议患者联合西药如氟哌噻吨美利曲辛片等治疗,往往效果颇佳。

综上所述,施老师认为,慢性胃炎的病因复杂,应特别注意情志因素的影响。在治疗上擅长从肝出发,肝脾同治,师古而不泥古,灵活应用经方,并结合西医治疗手段,临床效果极佳。

4. 经典病案

病案 沈某,女,55 岁,胃脘不适 10 余年,症状时轻时重,平素心情烦躁不舒,自诉烦躁时胃脘不适加重,行胃镜检查提示慢性萎缩性胃炎。现症见上腹部胀满不适,口干,嗳气,时有反酸,胁肋及头部胀痛,纳少,夜寐欠安,大便偏干,舌红苔薄黄,脉细弦。

西医诊断:慢性萎缩性胃炎。

中医诊断:胃痞病(肝胃不和证)。

治法:疏肝和胃,清心除烦。

处方:柴胡疏肝散合栀子豉汤加减(柴胡 6 g,醋香附 9 g,炒白芍 10 g,川芎 6 g,枳壳 6 g,炙甘草 6 g,炒白术 6 g,当归 10 g,茯神 15 g,太子参 12 g,淡豆豉 9 g,焦栀子 9 g,蒲公英 20 g,鸡内金 10 g,合欢花 10 g,三七花 6 g,梅花 5 g,酸枣仁 12 g)。

二诊自诉胃脘部症状未见,大便偏干、睡眠一般。蒲公英用量调整为 15 g,去川芎、太子参,加麦冬 9 g,牡丹皮 9 g。三诊自诉无胃脘部不适,睡眠好转,二便正常,守上方随症加减 14 剂善后。

按 患者平素心情易烦躁不舒,情志不畅而致肝气郁结,肝失其调达,临证可见胁肋胀痛,甚至头目胀痛;肝失疏泄,脾胃升降失常,中焦气机阻滞不通,发为胃脘胀痛;胃失和降,气机上逆,则可见嗳气、反酸时作;中焦气机升降失常,腑气不通,症见大便干结;肝郁化火伤阴,则见口干;火热之邪上扰肝魂,兼胃不和则卧不安,故睡眠欠佳;舌红,苔薄黄,脉细弦等亦属肝郁化火,肝气犯胃之证。治疗当以疏肝和胃,清心除烦为主。方中柴胡疏肝达郁;川芎、香附、枳壳行气止痛;太子参、白术健脾益气;白芍缓急柔肝;对于神经性疾病,从缓解患者焦虑状态出发往往效果显著,故配栀子、淡豆豉以清热除烦;甘麦大枣汤养心安神,和中缓急;鸡内金健脾开胃;蒲公英清热养胃;"三花饮"(合欢花、三七花、梅花)疏肝理气解郁;茯神、酸枣仁安神,缓解焦虑;炙甘草调和诸药。二诊时患者自诉服药后胃脘痛消失,去川芎防行气耗血太过、去太子参以防气机壅滞;蒲公英大量久服伤肝,故减少用量;患者大便偏干,防肝郁日久化火易灼伤阴液,故加麦冬、牡丹皮清热养阴益胃。三诊时患者诸症明显好转,固守前方随症加减继服半月,使肝气得疏,胃气得降,郁火得清,则诸症痊愈。

(整理:王　旭)

十、 我对施老师从脾论治乙型肝炎肝硬化用药经验的体会

慢性乙型肝炎肝硬化是由慢性乙型病毒性肝炎经过较长病程移行而成,中医认为乙型肝炎病毒就类似于中医所讲的"疫毒伏邪",其侵袭肝络,使得肝、脾、肾三脏功能失调,肝络瘀滞,气滞、血瘀、水停瘀结腹中,本病多本虚标实,虚实夹杂。若"疫毒伏邪"从肝木传入脾土,使脾胃运化失常,气血生化不足,水湿内聚,同时正气无力抗邪,又不能清除疫毒,故临床常见患者除了有恶心嗳气、乏力倦怠、腹大胀满、纳差便溏等症状以外,还可伴 HBsAg 及 HBeAg 持续阳性,HBV-DNA 持续高水平复制;正因为脾胃虚弱,气血化生无源,统摄失司,肝无所藏,日久累及肝血不足,肝血凝缩坚硬,阻滞脉络,故临床还可见肝脏缩小、肝掌、蜘蛛痣、脉络显露等瘀血征象,以及经常性鼻衄、齿衄等出血倾向的表现。目前对于慢性乙型肝炎肝硬化的治疗,常以西药抗病毒和中药抗纤维化、改善症状及提高免疫力。西药方面,以核苷(酸)类药物为一线用药,较为统一;而中药方面,由于各个医家的学术思想不同,所以用药经验也各有不同。

"见肝之病,知肝传脾,当先实脾"(《金匮要略》),知其肝邪必传其所制约的脾,而在临床上肝胆系统疾病一般多影响脾胃的消化功能。人体正气的生成来源于水谷之精气,正是李东垣所强调的胃气、元气。其盛衰与脾胃功能的强弱密切联系,脾胃功能强则正气充盛;脾胃功能弱则正气不足。正气足则邪不侵,气血津液生化充足,肝血得养、疏泄通畅,肝脾互助得以正常工作。故该重要理论在如今中医辨证论治中运用频繁,尤其对于肝病的治疗极为重要。施老师曾师承于著名脾胃大家俞尚德先生,认为脾为营血之源,只有脾土强健,营血才能滋养肝木,从而能够避免肝病乘脾而损及脾胃;从预防而言,实脾土能防止苦寒泻肝之品败伤胃气,以其来顾护胃气。因此在治疗肝病的同时,采用调补脾土的方法,目的是增强脾气,防止被肝气所克。此处的"实脾",应从补脾、顾脾入手。补脾,即指在脾气虚弱的情况下,采用"甘味"之药健脾补中,增强脾胃生化气血的功能,既防病邪入侵,又可资生肝血,使肝有所藏。顾脾,即顾护脾脏,通过顾护脾脏使得脾胃功能正常从而改善肝脏的病理状态。

总结施老师治疗乙型肝炎肝硬化的常用药物发现,白术、茯苓、甘草、白芍、枳壳、薏苡仁、黄芪、当归、白花蛇舌草、砂仁、牡丹皮、大腹皮等药物为治疗乙型肝炎肝硬化的常用药物。乙型肝炎肝硬化多属于正虚邪实、虚实夹杂,正虚以脾胃虚弱为多,盖脾失健运则影响肝之疏泄,导致"土壅木郁",且气血生化不足,机体无力抗邪,脾虚易生湿邪,水湿内停脏腑,顽固不化,日久渐成湿毒,阻滞肝络气血,这也正如李东垣在《脾胃论》指出:"内伤脾胃,百病由生"。邪实则多以湿毒、瘀血为主,久阻肝络,肝木克伐脾土,使得脾胃之气更虚,两者往往相互影响,产生恶性循环,故施老师临床遣方用药多选益气健脾渗湿之药以顾其本,兼配伍

清热祛湿解毒、活血化瘀之药以祛其标。这也遵循了对于慢性病"扶正祛邪，攻补兼施"的治疗原则。

白术，苦、甘、温，归脾、胃经，可健脾益气，燥湿利水，止汗安胎。《雷公炮制药性解》云："白术甘而除湿，所以为脾家要药。"乙型肝炎肝硬化患者肝失疏泄，木郁乘土，导致脾失健运，痰湿内生，积聚腰脐。所谓"见肝之病，知肝传脾，当先实脾"。白术可实脾运脾理脾，促进胃肠的蠕动，燥湿利水消肿，去腰脐之水气。

茯苓，甘、淡、平，归心、肺、脾、肾经，可渗湿利水，健脾宁心。茯苓乃太阳渗湿之品，亦是中央脾土之药，与白术常配伍使用，一渗一燥，两者相辅相成。张仲景在《伤寒杂病论》中也常用茯苓配伍白术来治疗水气病，如常见的五苓散、真武汤、茯苓白术汤、苓桂术甘汤等。

甘草，甘、平，归心、肺、脾、胃经，可补脾益气，润肺止咳，缓急止痛，调和诸药。《本草经集注》云："主治五脏六腑寒热邪气……通经脉，利血气，解百草毒"。因其缓急，解百毒，和诸药的特性，明代李中梓称其为"国老"。

白芍，苦、酸、微寒，归肝、脾经，可养血敛阴，柔肝止痛，平抑肝阳。《类证治裁》云："肝为刚脏，职司疏泄，用药不宜刚而宜柔，不宜伐而宜和"。而白芍柔肝养血止痛的功效完全适用于抗肝纤维化的治疗过程中。也有研究表明，白芍可稳定肝细胞膜，拮抗或清除自由基，阻止肝星状细胞活化作用。

枳壳，苦、辛、微寒，归脾、胃、大肠经，可理气宽中，行滞消胀。对于乙型肝炎肝硬化失代偿期患者的水停臌胀之证的治疗是不可或缺的配药。

薏苡仁，甘、淡、微寒，归脾、胃、肺经，可渗湿利水，健脾除痹，清热排脓。现代药理研究它能促进体内血液和水分的新陈代谢，也是中医治疗"臌胀""黄疸"等病证的常用药。

黄芪，甘，微温，归脾、肺经，可补气固表，托毒生肌，利水退肿。黄芪被誉为"补气之长"。现代医学研究发现黄芪可改善免疫功能，提高抗病能力，具有免疫调节作用，能促进慢性乙型病毒性肝炎患者 T 细胞介导的特异性免疫活性，增强免疫功能，有利于病毒清除和机体恢复。

当归，甘、辛，温，归肝、心、脾经，可补血活血，止痛，润肠。现代药理证实当归不仅可以减轻肝细胞变性坏死、改善微循环、降低门静脉压，而且可抑制成纤维细胞增殖、阻止肝纤维化、促进肝细胞再生。与黄芪配伍使用所形成的当归补血汤是经典的气血双补名方，也是临床常用于治疗肝纤维化的方剂之一，有研究表明当归补血汤具有抗肝纤维化的作用。

白花蛇舌草，微苦、甘、寒，归胃、大肠、小肠经，可清热利湿，解毒消痈，是施老师治疗病毒性肝炎的常用药物之一。研究发现白花蛇舌草能激发人体自身免疫系统，提高人体的抵抗能力，并对 HBsAg 有一定的抑制作用。

施老师从业 40 余年中，从不间断地深耕于中医理论，结合自身临床经验，不断地总结和探索，已形成一套独特的中医肝病的治疗体系和理论思想，对于慢性乙型肝炎肝硬化的论治,注重"双抗并重",即抗病毒与抗肝纤维化并重。在中医药治疗方面不同于其他医家,以"顾护脾胃"思想贯穿其中,临床上更注重于肝脾同调,对于我们后辈中医人有一定的指导意义。

(整理:来杰锋)

十一、 施老师以中药外敷治疗 ICU 皮肤疮疡

施维群教授系第六批全国老中医药专家学术经验继承工作指导老师、浙江省名中医、全国中医药重点专科学术带头人,悬壶五十载,熟读经典,旁参诸家,善治杂病,学验俱丰,祛病如扫。笔者有幸得施老师临证指点,收获颇丰,现选用施老师运用中药外敷治疗严重皮肤疮疡医案 3 则以飨同道。

病案 1 皮肤压疮

方某,男,94 岁,退休教师,因"偏瘫伴咳嗽咳痰 3 年余,突发加重近 11 月"入院。入院诊断:吸入性肺炎,呼吸衰竭,脑梗死后遗症。长期给予气管切开机械通气、营养支持、控制肺部感染、防治并发症等对症支持治疗。此次住院期间再次发生"吸入性肺炎",先后予亚胺培南、替加环素、复方新诺明片、美罗培南针抗感染,但感染指标反复,且出现水样腹泻,全身浮肿明显,后背等多处出现压疮,并伴皮肤发黑感染。其间,多次给予外用纳米银医用抗菌敷料换药治疗但疗效不佳。故请施老师会诊,采用中医外治疗法。

2022 年 4 月 28 日初诊:患者多处皮肤发黑感染,患处见脓液分泌,腐肉与鲜红肉芽组织相间,久久不愈合(图 3),舌略暗红,苔薄黄腻,脉细弦滑。

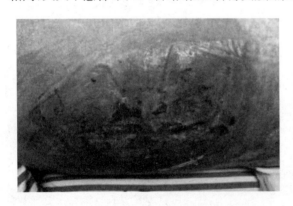 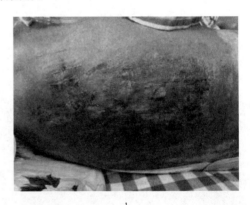

a b

图 3　2022 年 4 月 28 日创面

处方:生白及 6 g,三七 3 g,白蔹 9 g,生大黄 6 g,紫花地丁 15 g,蒲公英 15 g,黄芪 12 g,当归 10 g,地榆 10 g,连翘 9 g。

2022 年 5 月 22 日二诊:患者皮肤溃烂创面较前缩小,皮肤结痂形成,见新生组织生长(图 4),舌略暗红,苔薄黄腻,脉弦滑。

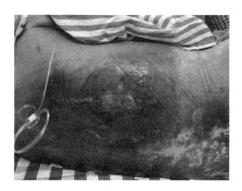

图4 2022年5月22日创面

处方:生白及 6 g,三七 6 g,白蔹 10 g,制乳香 9 g,生大黄 30 g,石膏 15 g,黄连 15 g,黄柏 15 g,黄芩 15 g,黄芪 30 g,地榆 15 g。

经中药外敷,隔日敷一次,经久不愈的创面逐渐缩小至愈合。

病案 2 静脉炎皮肤坏死

杨某,女,83 岁,退休药剂师,因"意识障碍伴反复呼吸浅快 5 月"入住 ICU。诊断:吸入性肺炎、Ⅱ 型呼吸衰竭、缺氧缺血性脑病、2 型糖尿病、高血压病 3 级(极高危)。长期入住 ICU,给予脏器功能支持治疗。2021 年初以来,患者因发生静脉炎导致局部皮肤坏死,给予外用纳米银医用抗菌敷料换药治疗无明显好转。施老师查看患者,见患者局部皮肤坏死,发黑,渗液溃烂,舌淡,苔薄腻,脉细滑,给予清创联合中药外敷治疗。

处方:生黄芪 15 g,白及 9 g,白蔹 10 g,制乳香 6 g,制没药 9 g,黄连 5 g,黄柏 6 g,黄芩 6 g,当归 10 g,石榴皮 10 g,三七 3 g,皂角刺 10 g。

2022 年 5 月 28 日,给予每日中药外敷一次。不同时期外敷后伤口情况见图5。

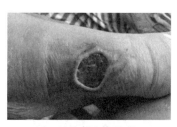

b. 2022 年 6 月 18 日

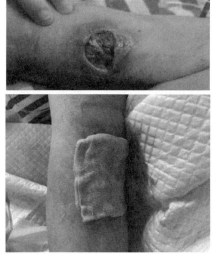

a. 2022 年 6 月 9 日

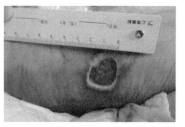

c. 2022 年 6 月 26 日

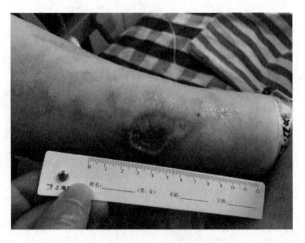

d. 2022 年 7 月 6 日

图 5　不同时期外敷后伤口情况

2022 年 8 月 5 日,经中药外敷治疗 40 天后创面完全愈合(图 6)。

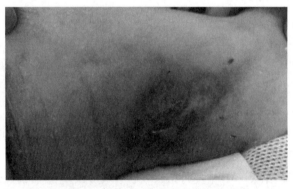

图 6　2022 年 8 月 5 日创口完全愈合

> **病案 3**　胃造瘘伴皮肤感染

　　程某,男,80 岁,退休工人,因"反复咳嗽咳痰 3 月余,加重伴气促 1 月"由消化内科转入 ICU。入科诊断:脓毒性休克,胃造瘘伴皮肤感染,吸入性肺炎,Ⅰ型呼吸衰竭。转入时消化内科已给予缝合造瘘口,定期换药,但造瘘口仍有液体溢出,且瘘口周围皮肤红肿明显(图 7)。结合病情,给予气管插管机械通气、抗休克、抗感染、营养支持等对症支持治疗。针对胃造瘘给予开放造瘘口,保持引流通畅,同时对于造瘘引起的,经临床辨证为湿热浸淫肌肤而致的皮肤感染红肿,给予中药煎剂外用,以清热祛湿,凉血消肿之法治之。

　　处方:生白及 6 g,三七 6 g,白蔹 10 g,制乳香 9 g,生大黄 30 g,石膏 15 g,黄连 15 g,黄柏 15 g,黄芩 15 g,黄芪 30 g,地榆 15 g。

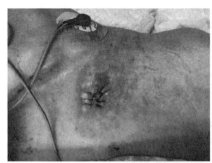
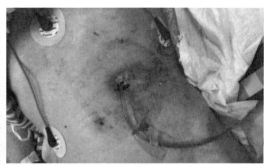
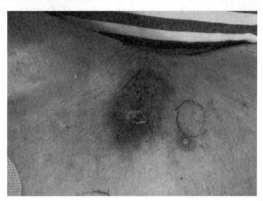

图7　胃造瘘口感染

坚持换药,患处皮肤红肿可见明显消退,未有其他明显不适,最终约1个月瘘口愈合。

按 上述3则病案均表现为皮肤溃烂伴感染,证属中医"疮疡"范畴。中医学中,疮疡的发生与外感病邪和内伤病因相关。其中,外邪引起的疮疡,以"热毒""火毒"最为多见,这类疮疡一般都具有阳证疮疡的特点,在疮疡发生之后,病理过程是不断发展和变化的,最终多为热毒、火毒之象;内伤引起的疮疡大多因虚致病,且多属于慢性,多具有阴证疮疡的特点。

上述3个案例均发生在老年患者,且长期住院,卧床,营养状况较差,慢性基础疾病多等特点,肺肾亏虚,虚火上炎,灼津为痰,此为内因。同时病案1患者是因长期背部受压,病案2患者是因留置针静脉用药时发生静脉炎,病案3患者是因进行胃造瘘后引发胃肠液的外溢导致局部皮肤的感染、溃烂,此为外因。三位患者内外因交加,最终导致疮疡形成。由此可见,ICU危重患者发生的疮疡具有复杂性,不能单纯以阴性与阳性疮疡分类后治疗。

中医治疗分内治与外治两种,其中内治以消、托、补为总则。本文三位患者起病早期均使用西医治疗,以清创换药为主,但病情却进展无好转。故而,请施老师会诊后采用中医外敷治疗。

施老师认为,三位患者疮疡表现红肿,甚至化脓、腐肉形成,均已属中后期,且危重患者胃肠功能障碍,内服恐不起良效,而对于疮疡类病,中医外治之法的疗效显著。故根据病情,辨证论治施以中药外敷来直达病所,治疗疾病。

危重患者本为虚证之体,正气不足,护理不当,一则更易感邪致病,二则不能祛邪外出,致使疾病缠绵难愈。且《黄帝内经》云:"久卧伤气",危重患者则恰如此说,皆为长期卧床状态,易致气血周流不畅,阻滞于局部。气血的生成和循环与脾、肺二脏息息相关,而肺金在体合皮,脾土在体合肉,气血不畅,脏腑亦为之损,土不生金,气血生化不及,不能充养皮毛肌腠,湿热毒邪蕴结皮毛肌腠,阻滞气血,形成恶性循环,则疮疡久溃不敛。施老师认为治疗此类疮疡须消除病理因素,解除局部症状,促进创面愈合为要,以"清热祛湿解毒、凉血消肿止痛,化腐生肌敛疮"为主要治则。主方以黄连、黄柏和黄芩清热祛湿,泻火解毒祛除久蕴湿热毒邪;久病气血耗伤,局部血行不畅,以当归补血汤中黄芪、当归补血活血,促进局部气血运行;以制乳香、制没药活血止痛,消肿生肌;加三七一味以化瘀活血,理伤定痛,加强局部症状的缓解;以白及、白蔹敛疮生肌。全方以清、消、托为主,随证加减,在 3 位患者中取得了较好的临床疗效。

（整理：丁月平）

十二、 施老师从"气机升降"论治皮肤病举隅

施老师从医以来,一直以中医内科为主,所从事的专业也以肝胆病、脾胃病为主。但他善于以深厚的中医理论根底,阐发五脏相互之间的关系,特别是气机升降的学说,触类旁通地运用于其他系统的疾病防治。娴熟的皮肤病治疗也成为他的诊治优势。近来拾得几个医案,与大家分享。

1. 痤疮

施老师认为,痤疮之病机可归结为"郁",郁外可因邪气郁闭汗孔,致卫气内郁机体,气血循环受阻而得;内可由情志失调,肝失疏泄所致。《外科正宗》曰:"肺风、粉刺、酒糟鼻三名同种,总皆血热郁滞不散,所谓有诸内形诸外。"肝主疏泄,主调畅全身气机,性喜条达而恶抑郁,若肝失条达,则肝气郁滞,怫郁于内,气有余便是火,郁滞之气壅塞于体内,郁而化火,火性炎上,随肝经循行至头面部,发于肌表则成痤疮。部分女性患者痤疮与月经周期相关,往往在经前1周左右出现痤疮新发或加重的现象,称为"经前期痤疮",此因肝气郁滞,气随血行,故月经来潮后痤疮逐渐消退。施老师认为火郁之证,当因势利导,故在临证中见到痤疮患者,当以调畅气机,疏肝解郁为要,勿妄投寒凉之药,使脾胃之气受损,中焦气机升降枢纽失用,反加重痤疮。

病案 周某,女,35岁,2020年10月27日因"面部痤疮反复数年"来诊。刻下:患者面部两颊及唇周多处新发红色痤疮,少数脓疱,偶感瘙痒及灼热,经前痤疮加重,月经量多伴血块,纳可便调,夜寐安,脉细弦,苔薄边齿印。辨证为肝郁脾虚证,拟疏肝解郁、凉血滋阴之法,方用升降散合逍遥散合二至丸加减。处方:蝉蜕3g,麸僵蚕6g,熟大黄3g,片姜黄9g,柴胡9g,麸炒白术12g,甘草6g,当归9g,茯苓15g,麸白芍10g,炒山楂12g,厚朴花6g,砂仁6g,梅花5g,三七花6g,酒女贞子、墨旱莲、仙鹤草、白茅根各15g。14剂,水煎服,日1剂,分两次温服。2020年11月24日二诊,患者诉新发痤疮减少,舌脉同前。予前方去仙鹤草、白茅根凉血之药,加黄芪、皂角刺以托毒排脓,14剂,服法同前。2020年12月22日三诊,患者诉面部新发痤疮明显减少,面部红色丘疹消退大半,无瘙痒灼热感,脉细弦滑,苔薄白。予前方去皂角刺,加太子参、薏苡仁以补气健脾。14剂,服法同前。2021年1月5日四诊,患者面部现基本无新发痤疮,面部红色小丘疹基本消退,脉细弦,苔薄。予前方加生地黄滋阴益肾。

按 本案患者反复出现面部痤疮,且经前加重,两颊及唇周为足厥阴肝经分支循行,肝气郁结,损及脾胃,故舌边略有齿印。脾胃居中焦,乃气机运动之枢纽,太阴升清阳,阳明降浊阴。

木郁克脾土,以致清阳不升,浊阴不降,日久郁积化热发于肌表。治疗以调畅气机,恢复气机升降为要,四诊皆取升降散为底方,麸僵蚕、蝉蜕清宣肺气,清解郁热;熟大黄、片姜黄荡积行瘀,清邪热,一升一降,使枢机得利,郁热得解;再辅以逍遥散疏肝健脾,二至丸滋阴养肝肾。四诊时患者已基本无新发痤疮,考虑其郁热日久,耗其正气与津液,故加益气滋阴之药以扶助正气。

2. 多发性脂肪瘤

施老师认为脂肪瘤可归属于中医学"痰核"范畴。朱丹溪云:"结核或在项、在颈、在臂、在身皮里膜外,不红不肿不硬不作痛,多是痰注作核不散。"其病乃因火气热甚郁结,火炼津液则生痰,痰火凝结于机体内则为痰核。《素问玄机原病式》云:"结核火气热甚则郁结坚硬如果中核,不须溃发,但热气散则自消。"施老师根据刘河间对痰核病因的认识,以清肝理气,化痰散结为其基本治法,临床取得了较好的疗效。

病案 樊某,女,72岁,2020年3月25日因"面部多发结节40年余"来诊。患者自诉40年前面部开始出现多个米粒至绿豆大小的结节及条索状蚯蚓样管道,结节内可挤出白色分泌物,无瘙痒疼痛,无灼热感,观其结节皮色不变,按之不痛,除面部以外的其他肌表部位未发,西医诊断为多发性脂肪瘤。时有咳嗽咳痰,痰色白黏,胃纳可,夜寐安,平素感口干,大便偏干,日一行,脉细弦,舌红苔薄。辨证为阴虚痰凝,拟养阴清热,益气化痰软坚之法,方用升降散合二至丸合二陈汤加减。处方:蝉蜕3 g,片姜黄6 g,熟大黄5 g,麸僵蚕5 g,酒女贞子12 g,墨旱莲15 g,竹沥半夏6 g,化橘红5 g,姜竹茹10 g,牡丹皮9 g,丝瓜络9 g,茯苓15 g,生甘草6 g,重楼6 g,玄参10 g,生川芎6 g,金银花12 g。共7剂,水煎服,日1剂,分两次温服。2020年4月1日二诊,舌脉同前,予前方加石膏15 g,胆南星6 g,再服7剂。2020年4月8日三诊,患者诉近来面部无新发结节,条索状物较前减少,白色分泌物基本消失。现无明显咳痰不适症状。续予前方加减巩固治疗,现皮下结节已基本消失。

按 本医案患者乃因素体阴虚,邪热内生,炼液为痰,不得外泄,凝聚于皮肉关节间而成有形之痰核。故治宜滋阴与化痰标本同治疗。痰为阴邪,未免滋阴进一步加重痰饮,故用升降散一可斡旋中焦之气助中焦枢纽转动流利,麸僵蚕、蝉蜕升浮宣透以助体表之痰宣发外透,熟大黄、麸僵蚕辛苦沉降以降浊阴,使体内之痰下行从二便走;二则方中四药兼有软坚散结、祛瘀通经之效,以助顽痰消散。肾为水脏,主津液,素体阴虚,故以女贞子、墨旱莲滋阴益肾以治本;玄参、牡丹皮养阴透热;半夏燥湿化痰,降逆和胃,胃气降则生痰无源,又兼消痞散结。化橘红理气燥湿,气顺则痰消,辅以金银花、重楼清热解毒,软坚散结,借升降散之升清降浊之力以清上滋下。

3. 慢性荨麻疹

荨麻疹是由于皮肤、黏膜小血管扩张及渗透性增加而出现的一种局限性水肿反应,表现为皮肤上出现风团,色红或白,形态各一,发无定处,骤起骤退,退后不留痕迹,自觉瘙痒。本病可归属于中医学"隐疹""风疹块"之范畴。《诸病源候论·风瘙身体隐疹候》将其病因病机归结为："邪气客于皮肤,复逢风寒相折,则起风瘙瘾疹。"施老师认为风邪是荨麻疹发病的重要原因。或因风寒、风热外袭,客于肌表,或因血虚而生风生燥,阻于肌肤所成。《素问·阴阳应象大论》曰:"东方生风,风生木,木生酸,酸生肝,肝生筋",将风、木、肝三者联系在一起,而后世亦从此衍生出"风气通于肝"之说法。施老师认为风邪或外感或内生,皆可由肝而调治。肝失冲和,气机运行不畅,则营卫失和,卫外不固,则风邪袭表;肝藏血,肝郁日久化热,血热灼伤阴液,肝血不足,血虚化燥而成风。风邪为荨麻疹发病之直接病因,然究其根本仍为肝失疏泄,气机升降失调,故施老师在临床治疗以辨证祛风为基础,兼以调理气机,临床疗效颇佳。

病案 江某,女,25岁,2021年10月28日因"慢性荨麻疹半年余"来诊。患者诉半年前全身多发风团,瘙痒明显,夜间尤甚,与月经周期无明显相关,服用抗过敏药物后瘙痒减轻,然停药易复发。现全身有大小不一暗红色风团,午后及夜间瘙痒明显,影响睡眠。二便无殊,苔薄,舌淡红,脉细涩。辨证为血虚风燥,拟养血祛风法,方用四物汤合升降散合归脾汤加减。处方:生地黄、赤芍各12g,川芎6g,当归9g,地肤子15g,白鲜皮12g,蝉蜕3g,僵蚕6g,片姜黄12g,制大黄3g,炙黄芪、炒白术各12g,牡丹皮9g,蚕沙9g,党参12g,远志6g,酸枣仁10g,茯神15g,玄参9g,丝瓜络9g。7剂,水煎服,日1剂,分两次温服。2021年11月4日二诊,患者诉皮肤瘙痒较前好转,睡眠改善,时有咽痒,苔薄,舌淡红,脉细滑,予前方去酸枣仁、远志、党参、玄参、茯神,加防风6g,荆芥6g,麦冬9g,灯心草3g,改生地黄15g加强滋阴之力,续服7剂。2021年11月11日三诊,患者诉皮肤瘙痒已明显好转,午后及夜间偶发,睡眠可,咽干,口干,唇裂,舌脉同前,予加用青蒿鳖甲汤续服10剂。四诊守三诊方续服14剂,后患者来诊诉近来除月经期偶感皮肤瘙痒外,平素瘙痒症状已除,续以四物汤合升降散合青蒿鳖甲汤巩固治疗。

按 本医案患者荨麻疹反复发作,夜间加剧,平素口干明显,舌淡,初诊脉细涩,无外感之象,故辨证为血虚风燥证。四物汤被誉为妇科第一方,为养血补血基础方,配伍归脾汤以补脾气、生肝血。方中改白芍为赤芍,与川芎相伍加强行血之力,寓治风先治血,血行风自灭之意。升降散中僵蚕、蝉蜕升浮宣透,又兼以祛风解毒之效,制大黄、片姜黄令邪气从下而泻,气机升降得宜,三焦畅通,血行风灭,瘾疹自消。加以白鲜皮、地肤子以缓解瘙痒症状。二诊予加用玉屏风散以顾护卫气,恐深秋之季,内风未化,外风又袭肌表引动内风。后患者秋冬季唇裂、口干明显,遂加用青蒿鳖甲汤养阴化燥,共补津血以固疗效。

(整理:陈诗琦)

十三、 机缘巧合下我的幸运

施维群教授之所以备受人们的尊敬,在于他不但是资深的中医专家,更是一位负责任、有爱心的好医者。他的临床经验丰富,技术娴熟,深受患者的信赖和同行的敬重。我在工作生涯中有幸结识他,并与他一起工作多年,感到十分荣幸。我喜欢称呼他为老师。

与施老师的缘分开始于我从浙江大学医学院博士毕业后来到浙江省新华医院工作,人生地不熟,这就遇到了贵人相助。施老师不但忙中偷闲地帮我物色住房,还在我孩子读书方面给予更大的操心。最终租房离医院较近,孩子也上了近在咫尺且又是杭州名校的学军小学。施老师为我能安心工作和事业发展,同时也为孩子的成长奠定了良好的基础。每当我在感谢施老师时,他总是一句话,"我爱才,盼成长,值得付出"。

学术上,施老师对肝炎和肝硬化患者的诊疗经验非常丰富。在我们一起工作的日子里,我不断感受到他的钻研、执着、创新和温暖的学者风范。我是一位西医出生的医生,目睹他采用中西医结合的手段成功帮助许多患者,也救治了不少患者的生命。我与施老师的缘,也是我这一生与中医的缘。

慢性乙型肝炎是一种由乙型肝炎病毒引起的慢性肝炎,它可能导致肝纤维化、肝硬化及肝癌。针对慢性乙型肝炎的治疗,中医药具有独特的优势,因为它们能够增强人体免疫力、调节人体内部平衡,从而达到治疗疾病的效果。在中医药治疗慢性乙型肝炎方面,施老师研发了一种叫作芪灵合剂、二至合剂的中药验方。它们的主要成分包括黄芪、淫羊藿、女贞子、旱莲草等中药材,具有益气、健脾、养阴、益肾的功效,在提高人体免疫力基础上,抗病毒、抗肝纤维化疗效也较显著。在过多年临床实践基础上,他带领我们开展一项又一项的各级各类科研课题,取得一项又一项的科研成果。

施老师还研究开发了一种脐部贴敷的消臌贴膏,这对于治疗肝硬化腹水、高胆红素血症、内毒素血症等有较好的效果。有一位患者,反复肝硬化腹水数年,在常规治疗下腹水一直不能彻底消除,以至于患者几近绝望。用了消臌贴膏1周后,腹水消除了,精神倍感轻松。另一种清肠合剂是一种通过灌肠治疗肝性脑病的灌肠合剂,它能够加快肠道内有害物质的代谢和排泄,改善患者的精神神经状况,中医称"升清降浊法",有效地治疗肝性脑病,安全性好,且无明显的不良反应。

施老师还积极引导我们各级医生学习使用中西医结合的方法诊治疾病。作为一名西医医生,我一开始对中医并不是非常了解和接受。但在施老师的影响下,我耳濡目染,看到了中医和中西医同道寻医问药、施展千年医技,发挥着中医药的优势和特色,我逐渐从中医局外人走入了中医界。在施老师的悉心指导引领下,开始了解并学习中医的相关知识,同时更好地将中西医相结合,治疗不少的肝病患者取得了一定的成效,我能够用中西医不同的思维用于疾病的诊断、治疗和防治了。不得不提的是 2007 年 10 月,施老师抱着恙体,带着我和另一位中医博士赴京参加国家重点专科申报的答辩,施老师的执着、沉稳、坚毅和深厚的中西医理论功底,赢得了这场答辩,同时他善于培养和任用我们两位同行者,也使相关领导交口赞赏,戏称施老师带领了中西医双博士认领国家级任务。这些经历和积累帮助我如今在所在医院申报国家中西医结合旗舰医院中起到了助推的作用,并激励我继续将中医、中西医结合的学术更加精益求精。

在与施老师的共事过程中,我也深深地感受到他对患者的关心、悉心和责任心。他经常在周末或者半夜来医院查房,以确保重患者和疑难患者得到最好的治疗和照顾。施老师对待每一位患者都非常认真,他常常在患者的病房里和他们交流,听取他们的意见和建议,并且为患者解答疑惑。他十分注重与患者的沟通,经常耐心地解释病情和治疗方案,给患者以信心和勇气。他始终认为,医生的责任不仅仅是治疗患者,更是要给患者以精神慰藉和战胜疾病的信心。

施老师非常注重科室的团队建设,关心每一位医护人员医疗技术的提升和工作生活情况,积极鼓励大家参加各种学术交流和研讨会,不断学习新的医疗技术和理念。他经常带领团队开展多项公益活动,在省内外的乡村、海岛、山区、厂矿企业、社区、养老院、中小学等,都留下了义诊咨询、健康讲座、访贫送医等的足迹。

回首过往,施老师在我的职业生涯中的指导和帮助令我终生难忘,今后我也由衷地希望施老师能够继续带领我们在中医传承、医学创新的路上不断前行。

(整理:唐翠兰)

十四、勇敢的开始，或许不小心会实现梦想

"古之学者必有师，师者，所以传道授业解惑也。"自古至今，老师一直是人生中不可或缺的重要角色。父母作为人生道路上的第一位导师，他们教导基本的道德观念和人生经验。然而，随着年龄的增长，我们需向他人寻求更为深刻的见解和智慧。对我而言，除父母之外，最具影响力的人便是施维群教授。在他行医 50 周年之际，希望以此文来纪念他的师恩。

2018 年，在第一次接触中医时，我开始怀疑自己是否误入歧途，课堂中的阴阳五行如同猜测天象、推算星辰般神秘莫测，使我产生了一种迷茫的感觉。因而在接下来的三年里，过着毫无目标的日子，对未来的规划越来越模糊。直到临近毕业，才开始反思自己的想法和观念，意识到曾经太过于固执己见，没有真正地去了解中医，就轻易地做出了对它的评价。面对这样的困境，我只有两条路可选：向父母坦白无法通过出师考试，选择放弃中医之路；或者重新投入中医学习，努力背诵五年来的知识。

正当感到彷徨和迷茫之际，我有幸遇到了施老师。第一次与施老师见面时，他问我为什么要学习中医？我无法给出一个明确的答案。心中默默想着：哪有那么多的"为什么"。先是考核中医基础知识，施老师问"六味地黄丸中的三补三泻是什么？""逍遥丸包含哪几种草药？"面对这些问题，我大脑一片空白，心中充满了懊悔，为什么在学校时没有认真学习，连如此基础的知识都一无所知。然后是听写草药名。紧张不安的我将"茯苓"误写为"茯灵"，"甘草"误写为"干草"，闹出了不少笑话。但施老师安慰说现在大家都用电脑打字，写错字很正常。尽管如此，我还是觉得我的表现很糟糕。

当得知有机会跟随施老师学习时，除了激动外，更多的是不安，担心再次出现第一次见面时的糟糕表现。那天，我一遍又一遍地复习"逍遥散""六味地黄汤"等方剂，不断地抄写药名，期待能有出色的表现。

第一次跟师学习还算轻松，只需坐在一旁观摩临诊过程。尽管对患者的病症、证型及处方一无所知，但我开始喜欢上这种氛围。看着一位位患者笑着说喝了中药后感觉好多了、舒服了，自己对中医的认知开始改观。

施老师曾说过："你就像一张白纸，这既是优势，也是缺陷。你的学医之路会很干净，因为你什么也不会，一切从头开始，但也因此你会学得很辛苦。"遵循老师的建议，开始有方向地学习，先熟悉方剂和中药，其他内容则逐步掌握。学习任务也相对轻松，只需跟门诊抄方了解和询问每位患者所用的方剂及中药的功效。我虽然答对的不多，但自知比之前有了明显的进步。

真当我为这几天的努力没有白费而暗自庆幸时，施老师指出需要制定一份可行的学习

计划。正是这份学习计划让我真正体会到了老师的"严格"和"严谨"。一份科学合理且循序渐进的学习计划可以帮助自己更好地安排时间。施老师要求计划应该确定目标、具有可操作性和可持续性。在计划书修改 4 次后,我觉得这是在浪费时间,如果有这个时间,不如多看书、多背方剂。如今,我更加明白施老师当初的教诲。有了规划和方向,可以使学习中医的道路走得更远。

在跟随施老师学习一个月后,他将《浙江中医临床名家·施维群》这本书赠予我。这本书记录了他的从医之路及学生们的感悟。当时,施老师提笔"崇医理医德立本,以医技医术行善"的赠语,我并不明白。但当我读完整本书,了解到施老师从医路上的艰辛后才明白这句话的分量。它不仅仅是一种"期望",更是一种行路"传承"的重托。

从那时起,施老师对我的要求越来越严格,学习任务也越来越繁重。我意识到自己是"中医小白",而施老师的要求远高于我现有的水平。因此,我取消了所有娱乐和社交活动,把自己关在房间里看书。觉得作为施老师的学生,应该付出更多努力去学习。然而,施老师不仅在学习上有要求,还要求每天应该坚持跑步 5 000 米。紧密的生活节奏让我的情绪失控。一次,在施老师"调侃"式批评下,我崩溃了。过于严厉的要求成为负面情绪爆发的导火索。于是萌发了考虑放弃学医,转去北京与从事自媒体工作的"逃兵"思维,这暴露了我内心的软弱与自卑。

幸运的是,这一冲动的想法并未付诸实践。施老师将这场风波视作孩子的脾气,进而对我开展心理疏导,提出为了防止继续精神内耗,辅导自学《心理学》的方案。如今,我逐渐理解了施老师为何不停地督促我。他只是希望我摆脱填鸭式的学习方法,许多训练要求也是为了确保在学习之余能保持健康的身体和心理。

转眼已跟随施老师学习 3 年了。其间除了专业知识的传授,还与我分享他年轻时的经历和故事,让我深刻体会到中医传承的珍贵意义。当我遇到关于人生、学习和工作的问题时,他总能用中医思维和哲学角度给予独特的启示。他教我熟悉问诊流程,并耐心讲解其中的注意事项,我在跟随临证中学到了在课堂上所学不到的知识。他引导我思考问题,让我在交流中了解他阅读经典的方法,锻炼沟通能力,从而加深理解、纠正偏差。

在学习中得到施老师的指导和教诲是最宝贵的财富。在坚定学习目标的同时,我不断拓宽知识领域,深化理解层次。如今,跟随施老师进行临床实践,以治愈患者为己任。他善于将临床诊疗经验升华为理论,让我渐渐"开窍"。在施老师的指导下,中医对我而言已不再是神秘且遥不可及的学问,而是能够被运用的能帮助更多人的实践科学。跟随施老师参与门诊、讲座和视频拍摄,我发现他总是忙碌地奔波,无论是为了赶往医院会诊,还是提前来到诊室。

在临床实践中,施老师擅长运用中医药治疗脾胃病及各类肝病。他的治疗范围包括慢性胃肠疾病、胆囊疾病、肿瘤康复期防复发等。此外,他还运用中医体质学说进行人体免疫功能调节、干预亚健康状态、睡眠障碍、咳嗽气喘等疾病的治疗。在跟师学习的日子里,我深深地感受到施老师是一位博学的老师。他善于将自己多年的临床诊疗经验上升为理论,并用于指导学生的工作。他的教学方式使我开拓了思路、活跃了思维、开阔了视野、更新了观念，逐步提高了诊疗技术，坚定了对中医药的信心。在他身上，我感受到了他对古老的中医及其发展前景充满信心。

施老师时刻提醒我，学习中医需有规划，循序渐进。打好基础至关重要。他建议我反复学习"中医基础理论"，厘清脏腑关系，以助于辨证论治。在病机方面，施老师推荐我深入研读古籍，如《黄帝内经》的病机十九条和《伤寒论》中关于外感热病的治疗规律。只有熟读古籍，才能理解古代医家对各种疾病的认识，领悟当时名医们治病的方法。

随着现代科技的发展，现代医学在自然科学成就的基础上蓬勃发展，而中医已经存在几千年。有人认为，中医是几千年前的产物，与今天的现代化格格不入，学习中医是过时的，甚至是历史的倒退。但我认为虽然中医经典理论已经有些陈旧，但是其中的一些旧理论能够发掘出新的功效。例如，"升降散"最早记载于明代龚廷贤的《万病回春·瘟疫门》，用于治疗肿项大头病、虾蟆病，后被清代陈良佐的《温病大成》更名为"陪赈散"，主治"三十六般热疫"。在现代西医治疗基础上，该药方在治疗便秘、痤疮、瘟疫等疾病方面疗效良好。而在中医治疗方面，根据"升降沉浮"理论，一升一降，内外通合可消杂气流毒，可治疗高血压、高尿酸血症、高脂血症、便秘、痤疮等代谢疾病。

正是因为施老师不断地纠正、引导和规划，我对于中医的理解更加深刻。同时，在施老师的影响下，我开始阅读古籍、了解医史，提高中国文化的情感和底蕴。在抄写古文的同时背诵，阅读名家著作，了解各大家对于中医的理解，反复回归课本，复习曾经学过的知识。在这个过程中，我将理不清的知识串联起来，拓展了思路。

有一次，一位严重失眠的患者来到诊所求诊。施老师请我尝试诊断并给出治疗建议。经过仔细的询问和把脉，我为患者开了1剂安神养心的中药方，并给予一些心理建议。患者服用了中药后，状况明显好转。这时我意识到，中医不仅能治病，还能改善心理状态，提高生活质量。

在这三年的跟随学习中，我经历了许多艰辛，也收获了许多。在施老师的引导下，我不断地思考中医药事业的发展前景，为中医事业的繁荣发展尽一份自己的微薄之力。我相信，在施老师的带领下，我会不断进步，为中医药的发展贡献自己的力量。

在接下来的学习中，我逐渐熟练地掌握了各种方剂和中药的功效。同时，在施老师的引导下，我学会了如何观察患者的症状，如何通过把脉来诊断，以及如何运用心理学知识进行心理疏导。逐渐地，我开始明白了中医的精髓，并将这些智慧应用到我的生活中。我不仅在专业上取得了长足的进步，还学会了如何面对挫折和压力。我明白了，成长的路上总会有挫折和困难，但只要我们坚持不懈，就一定能够迎来美好的未来。从今往后，我将铭记施老师的教诲，努力成为一名优秀的中医师，传承中华医学的年青一代。

施老师的教诲对我影响深远。正是因为他的启迪与引领，我才能在中医这条道路上越走越远。我深知，在今后的学习与实践中，仍有许多困难等待着我去克服。但是，有了施老师的教导，我坚信自己能够在这片广阔的中医天地里，勇敢地追求梦想，不断地前进。

虽然之前我与施老师素昧平生，但现在我正式拜入他的门下，加入了"施维群全国名老中医药专家传承工作室"这个大家庭。我会发挥自身的特长，为工作室建设贡献一份微薄的力量。但这远远不够，这只是一个勇敢的开始，或许这个开始会不小心带来梦想的实现。

感谢施老师的指导和支持，我已经做好继续学习和成长的准备。我将始终牢记他的教诲，不断在探索中医的途中奋发图强。

（整理：郑泽天）

十五、 良师益友即如此

1997 年,我考入山西中医学院中医内科学专业,经过 5 年系统学习、刻苦钻研,本科顺利毕业。但自觉医学知识有限,本着对中医药的不懈追求之情,开始硕士学习,并于 2006 年硕士毕业。在医疗生涯中,自己作为中医出身的我和西医院校科班毕业的同事之间还是有一些差距的,尤其在以西医为主的三甲医院的同事更为明显。于是,毕业十余年的我再次拿起书本,每晚下班后、夜班值休时、门诊空余期等,我抓紧一切时间读书学习。功夫不负有心人,于 36 岁"高龄"再次入门中医高校,并如愿拿到中西医结合临床博士学位。但在临床工作中,难免会遇到现代医学诊治后疗效不佳或束手无策之际,而祖国传统医学却发挥出了独特的优势和神奇的功效,我猛然醒悟:中医不能丢!

在临床工作中,如何更深入、更系统学习中医呢? 首先要有一位医术精湛、医德高尚的老师予以指导。恰逢此时,享誉业界的浙江省级名中医施维群教授受聘在我院设立名中医工作室。我慕名寻师,想拜施维群教授为我的全国名老中医药专家传承指导老师,无奈名额有限未能如愿。虽与继承人的学习机会失之交臂,但在施老师对我的关心关注却从未停止。2022 年元月 11 日上午,施老师手拿一本《浙江中医临床名家·施维群》出现在我的诊室,顿感一阵惊喜,扉页上还有施老师亲自提笔的"田国燕主任惠存"字样,欣喜之余,有受宠若惊之感,从此开启了我和施老师不解的师生情。

2022 年,我终于有幸成为施老师第七批全国老中医药专家学术经验继承人之一。现距离第七批师承学习开始已逾 1 年,施老师对我的影响也十分深远。他中医基础扎实,医术高明,临床经验丰富,很多患者都慕名而来,他的门诊常常开到很晚,施老师也时常感觉疲惫,可看到患者及家属充满着信任和殷切的眼神,他总是于心不忍,于是拖着疲惫的身躯坚持认真耐心看完每一位患者,他的敬业精神和崇高的医德影响着我们每一位弟子。作为团队的核心人物,施老师有着较强的凝聚力,团队每 2 周会组织一次读书会,在会议期间,大家踊跃发言,积极提问,解决了很多临床难题,同时也再次巩固和提高了我们的专业知识。

在临床中遇到疑难病例,也经常向施老师悉心讨教,他总会给予耐心指导。患者孙某,因血小板减少入住我科,患者肝硬化失代偿期、门静脉高压、脾肿大、顽固性腹水、低蛋白血症,经补充白蛋白、利尿等对症治疗后,腹水治疗疗效不佳,求助施老师,予经验方加减治疗 7 剂后,腹水明显减少,予原方巩固 7 剂,至今患者已 10 月有余,腹水未再发。另有患者俞某,多发性骨髓瘤入院,因老年、恶性肿瘤基础疾病,免疫功能低下等导致反复肺部感染、气喘、下肢水肿,抗感染及利尿等治疗后气促症状及水肿消退不明显,请施老师会诊后予七味都气丸合五皮饮加减,气促明显改善,水肿基本消退,且没有口服利尿剂引起的电解质紊乱之虞,家属亦是万分感激。有位来肿瘤血液科的规范化培训医师,遭遇头痛困扰多年,每日必服止痛药方能缓解,苦不堪言,听闻施老师在杭州师范大学附属医院名医门诊,遂慕名而至,施老师予5剂吴茱萸汤加减用药后,头痛大大减轻,并已停止服用止痛药……此类成功的病例不胜枚举。

施老师不但教我学问,还教我做人。成为学术继承人之后,有幸成为了施老师团队当中的一员,深切体会了为什么施老师如此受学生的喜爱和尊重。作为学生们,经常会有作业需要批改,如毕业论文、临床跟师笔记、月记等,施老师总是第一时间予以批复,并常常批复至深夜,学生众多,作业也就多。有一次老师开玩笑说:"你下次有文章要我修改,能不能白天交给我,晚上批得太多太晚,做梦都会梦到你的文章了",逗得大家哈哈大笑。其实在玩笑之余,我们更多体会到是施老师对学生极其负责和严谨的治学态度,我们也充满了对施老师深深的敬畏和心疼。施老师的人格魅力言传身教,在工作当中,经常会面对肿瘤患者及家属,他们心理负担重、经济压力大,我总会抽出时间和他们促膝长谈,施老师每每看到,都会投来欣慰和肯定的眼神。但同时作为以肿瘤患者为主的科室,也需要有强大的心理承受能力,有时自己也会心情不好,但每当我走到老师诊室,坐在他对面抄方那一刻,顿觉他就如严师慈父一般,是能为我们安神定志,遮风挡雨的长者。我也会时常翻阅《浙江中医临床名家·施维群》,仿佛跟着导师的脚步,行稳致远,它陪伴了我一年多,也缓解了我的不少焦虑,良师益友即如此啊。

从施老师渊博的知识、高尚的医德中,我受益良多,这既是我人生中无比宝贵的财富,又使我深感自己的不足和须更努力,"路漫漫其修远兮",我会一直跟随施老师努力学习,走好传承和发扬光大之路!

（整理：田国燕）

后生们伴我前行医景无限

139

参考文献

［1］石贵军.柴胡剂的临床应用及解析［J］.中国临床医生杂志,2016,44(3):105-107.

［2］张丹丹,王莘."有柴胡证,但见一证便是"浅释［A］//全国第二十一次仲景学说学术年会论文集［C］.中华中医药学会仲景学说分会:中华中医药学会,2013:4.

［3］刘法洲.略论少阳病与柴胡证［J］.广西中医药,2000(2):41-43.

［4］杨震.杨震相火气机学说研习实践录［M］.北京:中国中医药出版社,2019.

［5］倪朱谟.本草汇言［M］.北京:中国古籍出版社,2005.

［6］李时珍.本草纲目［M］.北京:华夏出版社,2011.

［7］张仲景.伤寒论［M］.北京:中国中医药出版社,2019.